関係の病としてのおとなの発達障碍《はったつしょうがい》

小林隆児

弘文堂

はじめに

この数年であろうか、おとなの発達障碍がさかんに取り沙汰されるようになった。特に強い関心を見せたのは、日頃おとなの患者を中心に診療している精神科医療現場の精神科医たちである。医療現場で以前と比べて患者の病像に大きな変化が起こってきたからである。

その要因の一つは、典型的な急性統合失調症の患者の激減である。幻覚と妄想あるいは精神運動興奮という急性期の状態を呈する患者を診る機会が減っている。さらにはうつ病の激増である。それも過去の中年期以降の患者ではなく若者にうつ病が増えている。それは現代型うつ病とか若年型うつ病などと呼ばれたりしているが、過去のうつ病の病像とは大きく異なることが治療現場を混乱に陥れている。

従来の教科書に記載されていたような典型的な精神病や神経症と診断できる患者の激減と、それに代わって、典型的な病像を認めることは少なく、かつ容易にコミュニケーションが取れない、あるいはどこかずれていると感じさせる患者が激増している。子どものときから発達になんらかの問題があったのではないかと考えざるをえない患者を目にすることが増えてきた。その結果、これまでの精神医学の診断の枠組みでは把握しがたい患者群が「発達障碍」と診断されるようになった。

四十数年前、筆者が精神科医になった当初、ボーダーライン（境界例）という診断名が盛んに用いられていた。くず箱診断と揶揄されもしたが、精神病でも神経症でもない、明確に鑑別しがたいものがそのように診断されていた。同じような事態が発達障碍の診断増加となって現れている。ただ両者で決定的に異なるのは、発達障碍の増加によって、精神科医にも「発達」という軸をもって精神疾患を捉えなければならないという意識が広がってきたことである。このことは精神医学の歴史の中でも非常に重要な意味をもつ。

おとなの発達障碍に関するいくつかの著書を読んで痛感するのは、わが国で著名な臨床家であっても、その本態を掴むことに苦慮し、現在のところは、問題となっている病態の多くを、その障碍特性（あるいは個性）として尊重しながら、現実適応のための助言を行うに留める、といった論調が大半だということである。

現場の精神科医がおとなの発達障碍を疑う際に取り上げる言動の特徴は多々あるが、なかでも特によくみられるのはつぎのようなものである。

一見すると話し言葉に問題はなさそうに見えるが、いざ直接対話をすると、肝心なことがわかっていない。自分で一方的に言いたいことを述べるばかりで、こちらの話をわかろうとしない。暗黙の了解事項と思っていることが実際には伝わっていない。唐突に独特な言い回しで相手が傷つくことを平気で言う。場の空気を読んで行動することができない。状況に合わせて振る舞うことができない。偏った興味・関心を持ち、それに没頭しやすいなどである。

これらの特徴を通覧すると、そこには周囲他者との人間関係に問題を抱え、その中核に、他者とのあいだで気持ちの通い合うような人間関係を持つことが非常に難しいという問題が潜んでいることがわかる。つまりは、おとなの発達障碍がさかんに取り上げられるようになったことは、人間関係の根幹になんらかの問題を抱えた人たちの存在が急速に顕在化していることを示している。

以上考えていくと、人間の発達成長を考えた時、人間のこころのありようをめぐって、深刻な事態が密かに進行しているのではないかとさえ思えてくる。

＊

おとなの発達障碍が疑われる際に、臨床家が違和感をもつ多くの特徴的言動は、けっして彼らにのみ出現するようなものではなく、大なり小なり、一時的、一過性には、誰にでも目にするようなものが多い。ここにもおとなの発達障碍問題の悩ましいところがある。

おとなの発達障碍をめぐる問題が、「発達障碍ぽい」、「発達障碍的」、「発達障碍のグレーゾーン」、「個性」などといった表現で語られるのは、正常から異常まで、明瞭な線引きはできず、その特徴の濃淡で捉えるしか術はないからである。

発達障碍特性とされるものが大なり小なり誰にでもみられることは、一体何を意味するのか。そのことの解明が求められるが、そのためには、「発達」とは何か、「障碍」とは何か、ということが改めて問われなくてはならない。そこでは原理的思考が求められている。

＊

身体医学に比して、精神医学における診断そのものは、原因となるエヴィデンスをもとに遂行されているわけではない。正常から偏奇した言動である数々の特徴をもとになされていることを考えると、今日の発達障碍（のみならず精神疾患全体）をめぐる混沌とした状況が生まれているのは、ある意味至極当然の成り行きである。

発達障碍の登場は、精神疾患の成因をめぐる議論に「発達」という軸が必要であることを多くの臨床家に知らしめたという意味では、大いに歓迎すべきことである。それゆえ、この問題に対して、児童精神医学を専門とする研究者に突きつけられた課題は大きく、かつ責任重大なものだといわざるをえない。もしも、それに対して意味ある提案がなされないならば、発達障碍ブームは単にブームとして終焉し、児童精神医学そのものの存在意義も問われかねない。

*

そもそも人間は誰一人として同じ人は存在しない。それほど人間の成長発達、あるいはその障碍問題は多様である。とするならば、そのような多様性を包含しうるような発達障碍問題理解の切り口が求められなければならない。

本書は発達障碍を従来の「個」からではなく、「関係」からみていくことによって、これまで理解困難であった「おとなの発達障碍」問題に対して、新たな光を見出そうとする意図でもって書かれた筆者のささやかな挑戦である。書名に「関係の病」と冠したのはそのような理由からである。

目次

はじめに　i

第1章　発達障碍について再考する……1

一　発達障碍とは何か　2
二　診断名「発達障碍」の意味するもの　9
三　なぜ発達障碍を「関係」からみようと思い立ったか　13

第2章　乳幼児期の関係病理からみた発達障碍の成り立ち……21

一　乳児期の関係病理としての「甘え」のアンビヴァレンス――「あまのじゃく」心性　22
二　幼児期早期のアンビヴァレンスへの多様な対処行動　25
三　アンビヴァレンスへの対処行動はどのように推移し、おとなの発達障碍に進展していくか　37
追補一　原因論をめぐって　41

第3章　おとなの発達障碍問題の混沌とした状況を紐解く鍵……47
一　おとなの発達障碍のコミュニケーション問題の背後にあるもの　48
二　「関係をみる」ことについて考える　56
三　なぜ言葉によるコミュニケーションは齟齬をきたしやすいか　60
追補二　うつ病と発達障碍　69

第4章　発達障碍当事者の体験を「関係」から読み解く……75
一　均質の多量な刺戟（情報）が身体内外から押し寄せる――原初的知覚体験　77
二　〈したい性〉と〈せねば性〉双方間で判断ができない――アンビヴァレンス　79
三　いつもと違うと感じても、どのように行動したらよいかわからない――自明性の問題　81
四　風邪かな、うつかな、疲れかな――未分化な気分（情動）　84
五　外界刺戟に圧倒されて「襲われた」体験――原初的知覚体験　85
六　夢か現か――環境世界の相貌化　86
七　真似をしたらその人自身になってしまうのではないか――同一化の問題　89
八　場の空気が読めない――文脈から読み解く　97
九　当事者研究の意義と限界　100

第5章　おとなの発達障碍に対する精神療法は今どのように考えられているか……103
一　広沢正孝著『成人の高機能広汎性発達障害とアスペルガー症候群』　104
二　青木省三・村上伸治編『大人の発達障害を診るということ』　115

第6章　なぜおとなの発達障碍に対する精神療法は難しいか……123
一　アンビヴァレンスは背景化し、それに代わって対処行動が前景化する　124
二　「個をみる」から「関係をみる」臨床へ　127
三　「個をみる」と「関係をみる」の本質的な違い　128
四　「関係をみる」臨床を体験的に理解するために――「感性教育」の試み　129
五　「関係をみる」ことはなぜ困難か――「感性教育」からわかったこと　131
六　子どもの臨床家がはまりやすい陥穽　133
七　感性教育で学生はどのような気づきを得るか――自己理解の深まり　136
八　臨床家は自らのアンビヴァレンスに気づかねばならない――学生の体験談からの学び　142

第7章　おとなの発達障碍に対する精神療法の勘どころ……149
一　関係病理としての「あまのじゃく」をいかにして捕捉するか　151
二　面接においてアンビヴァレンスをいかに扱うか　159
三　「関係をみる」ことは「勘を働かす」ことに通じる　162
第8章　おとなの発達障碍に対する精神療法の実際……167
一　四一歳　女性　168
二　五〇歳代　女性　191
おわりに　215

初出一覧

第5章

一　小林隆児（二〇一三）「関係からみたＰＤＤ型自己（広沢）について―広沢論文『成人の高機能広汎性発達障害の特性と診断』を読んで―」精神神経学雑誌、一一五巻、二五三―二六〇頁

その他はすべて書き下ろし

第1章

発達障碍について再考する

一　発達障碍とは何か

国際診断としての神経発達障碍群

今日「発達障碍」なる用語が盛んに用いられているが、いざ「発達障碍」とは何かと問われると答えに窮する人も少なくないのではないか。「発達」の「障碍」[*1]であるゆえ、「発達」および「障碍」について深く検討することが求められる。

グローバライゼーションの影響で、わが国の精神医学界でも国際診断分類に忠実に従うことが要求され、その定義が鵜呑みにされやすい。肝心要の「発達障碍」なる用語も今や「神経発達障碍（群）」と名称も範疇も異なったものになっている。「神経」がつくことによって、脳の器質性障碍という考え方が前面に示されていることをうかがわせるが、その概念は以下のように記述されている（アメリカ精神医学会、二〇一四）。

> 神経発達症群／神経発達障害群[*2]とは、発達期に発症する一群の疾患である。この障害は典型的には発達期早期、しばしば小中学校入学前に明らかになり、個人的、社会的、学業、または職業における機能障害を引き起こす発達の欠陥により特徴づけられる。発達の欠陥の範囲は、学習または実行機能の制御といった非常に特異的なものから、社会的技能または知能の全般的な障害まで多岐にわたる。（傍点は筆者）（「神

経発達症群／神経発達障害群」『ＤＳＭ-５精神疾患の診断・統計マニュアル』三一頁）

ここでとくに注目したいのは、「発達の欠陥 developmental deficits」である。

わが国の精神医学の歴史を振り返ってみると、当初しばらくの間はドイツからの輸入によって発展した影響で、今でいう知的障碍を「精神薄弱（英）mental deficiency、（独）Schwachsinn」と呼んでいた。この用語は知的障碍を生来的な欠陥によるものとする考え方を反映していたが、戦後アメリカの精神医学の影響により、生後の教育による可塑性が強調されるようになって「精神遅滞 mental retardation」と呼称が変更になった。

筆者はその過渡期に精神科医になったので、両者の考え方の違いを身近に感じてきた。しかし、今回の発達障碍の考え方には以前の生来的な欠陥、すなわちより器質的要因を重視する考え方になっていることがこの呼称にうかがわれることは注目しておく必要がある。

＊1　「障害」と表記されることが多いが、筆者が「障碍」としているのは、「害」（益の反対を意味する語。生活にとって益することがない）よりも「碍」（大きな石が道をふさいでいて通るころができない）の意味合いを好むからである。歴史的には「障碍」がより一般的であった時代もあっただけでなく、今でも「障碍」を用いる研究者も少なからずいることも確かである。ただし、筆者が「障碍」を用いるようになったのもしばらく経ってからである。

＊2　ＤＳＭ-５の翻訳作業において、従来の用語「障害」から「―症」へと変更されたが、従来の慣用から、当面両者を併記することとなった。ただし、筆者は煩雑さとこれまでの慣用からここでは「―障碍」を用いている。

このように今や発達障碍は脳障碍を基盤とするものとした考え方がアメリカを中心に拡大されつつあるのだ。

しかし、「発達期に発症する一群の疾患である」と簡単に片付けられている「発達期」とはどのような内実を孕んだものかを今一度考えてみよう。

発達障碍における「発達」とは何か

そもそも「発達」とは何か。これまで人間の発達について主に考えられてきたのは、子どもの種々の能力がいつ頃獲得されるのか、あるいはどの程度どのように遅れるのか、という視点から考えられてきた。子ども個人の能力に焦点を当てて発達を考えていこうとする立場で、「個体能力発達（障碍）観」ともいわれるものである。

それに対して子どもの発達をあくまで養育者との関係のなかで繰り広げられるものとする視点から、その機微を丁寧に観察しながら子どもの発達を考えていこうとする考え方が登場してからかなりの年月を経過した。関係発達論の提唱者である鯨岡峻（一九九九）の主張する「関係発達観」である。

そもそも子どもがひとりで発達成長していくはずはなく、必ずそこには養育者を始めとする大人たちとの濃密な関わりがあることによって初めて発達成長が遂げられていくものである。とりわけ乳幼児を観察する際に、子どものみ見るのではなく、養育者との一組のペアとしてみていくことはウィニコット Donald Woods Winnicott（1966）の言を俟つまでもなく、今や常識である。子ども（に限らず人間）は一人で生きていけない存在で、必ず他者とのつながりの中で初めて生きていくことのできる存在である。

ホモサピエンスとして生まれた「ヒト」が人間らしい「人」になるためにはそのことが不可欠である。よって「発達」現象を「関係」の相でみていくことはぜひとも必要なことである。

発達障碍における「障碍」とは何か

鯨岡（二〇〇五）は、発達障碍がなぜ「発達」の「障碍」か、「発達」の意味を以下の三点にまとめている。

第一に、発達障碍にみられる現在の症状（障碍）の大半は、過去から現在に至る過程で形成されてきたものだということ。

第二に、発達障碍にみられる症状（障碍）は将来にわたって改善したり増悪したりする、つまりは変容していく可能性があること。

第三に、発達障碍においては、土台が育ってその上に上部が組み立てられるという一般の発達の動きが阻害されていること。

ここで特に注目してほしいのは、「発達」という事象は「土台が育ってその上に上部が組み立てられる」という構造を孕んでいることである。それゆえ、乳幼児期早期にもしも最も身近な存在である母親とのあいだに関係の問題が生じるようなことになれば、その影響は生涯発達に及ぶ。発達障碍問題の深刻さはここにある。

ついで重要なことは、「発達」という現象は、子ども自身、つまり「個体」のみの外界から閉ざされたかたちで自己完結するものではなく、素質と環境の相互作用のなかで起こるということである。

基礎障碍、一次障碍、二次障碍について

一般的に「発達障碍」は、子どもの発達途上で出現する障碍（disorder/disability）で、その障碍が生涯にわたってなんらかの形で持続し、その基盤には中枢神経系の機能発達の障碍または遅滞が想定されるものである。ここでいう障碍とは医学モデルに基づき、中枢神経系の機能に起因する（主に生得的、時に後天的）基礎障碍（impairment）によって個体能力の正常発現過程が損なわれ、時間経過の中で心身両面に様々な正常からの偏奇（disorder/disability）が出現すると考えられる。

このように「障碍」は、基礎障碍（impairment）ないし一次障碍または特異的障碍（診断を特定化する上での重要な障碍）（disorder/disability）と二次障碍に分けて考えられていたが、実はこれらの三者がどのような関係にあるのかいまだ判然としないのだ。それはなぜかといえば、impairment を仮定するにしろ、一人の子どもが生まれた後の成長過程は子ども独自の自己完結的な営みではない。そこには身近な養育者を初めとする多くの人々との関わり合いがあり、その結果、子どもの発達が保障されることになる。したがって、impairment と深く関連づけられている disorder/disability の多くも養育者などとの深い関わり合いの中で生み出されてきたものとみなさなければならない。とするならば、disorder/disability として指摘されている障碍も二次障碍と同様に、個体と環境との相互作用の結果の産物として理解する必要があるということである。

精神遅滞、知的障碍——理解のおくれの本質

筆者が器質因を前提とした発達障碍理解に疑義を呈するのは、以前にも同様の議論があったからである。

それは精神遅滞の原因をめぐる問題であった。

先にも述べたように、「精神薄弱」と呼ばれた時代には、そこに知的障碍を生来的な欠陥によるものとする考え方が反映されていたように、当初は器質因に基づく欠陥 deficiency と考えられていた。

ここで考えなければならないのは、知的障碍の「理解のおくれ」[*3] はそもそもどういうことか、その本質をめぐる議論である。

村瀬学（一九八三）は「理解のおくれ」の本質について、およそつぎのように述べている。

通俗的に理解のおくれは、いわゆる「知恵遅れ」＝「知的障害」として捉えられ、理解のおくれのない人たちとは違って、なんらかの（脳）障碍が基盤にあると考えがちである。

しかし、村瀬は動物と人間とを比較しながらつぎのように論じていく。

動物は世界に対していかなる行動をとればよいか、多くの場合本能的に知っている。このように動物は自らの属している事柄に対して既に多くのことを知っていなければならない。このような体験のあり方を、村瀬は「属の世界体験」と称し、それは世界に対して先取りしつつ常に「同時的」であるという。

しかし、ヒトという動物は、生まれてから一貫して他者との交流を通して学ぶことによって、初めて人間になっていく。なぜなら人間は先人達によって培われてきた文化を養育や教育を通して学ぶことを通して、

＊3　今は用いられることはないが、筆者が精神科医になりたての頃は、知的障碍のことを「知恵遅れ」とも称していたものである。

初めて自らの世界を理解することができる存在だからである。そのような理解のあり方を村瀬は「範の世界体験」と呼ぶ。範の世界は人工的（歴史的）に秩序づけられた世界であるがゆえに、われわれはそれをあとから理解しなければならない。人間が世界を理解するという営みは、本質的におくれることを含んでいるのはそのためだという。

村瀬は「理解のおくれ」がけっして知的障碍のみに出現するようなものではなく、人間は動物と異なり、当該文化を背負って生きている養育者をはじめとする先人たちから学びとることでもってはじめて、言葉をはじめとする文化を身につけることができるゆえ、人間だれもが「理解のおくれ」を胚胎していると主張する。

このように考えていくと、知的障碍のみならず、対人関係に深刻な問題を有する「おとなの発達障碍」を理解する上でも「理解のおくれ」がなぜ起こるのか、人間共通の問題として考える必要があることがわかる。ただ、ここで筆者は、精神遅滞に脳障碍がまったく関係しないと述べているのではない。生来的に明確な脳障碍を有している場合、「理解のおくれ」はより顕著で、精神遅滞の程度はより重い場合が多い。ここで筆者が主張したいのは、「理解のおくれ」と脳障碍とは本質的に直接的な因果関係はないということである。

二　診断名「発達障碍」の意味するもの

医学も諸科学の一領域であるゆえ「科学的」であることが常に求められることはいうまでもない。身体医学では、身体という文字どおり「客観的」に捉えられる対象が扱われるため、「客観的」エヴィデンスが要求され、それに基づいてこれまで輝かしい歴史が蓄積されてきたことは誰しも認めるところである。

しかし、精神医学においてはどうか。「精神」ないし「こころ」は目に見えるかたちで「客観」的に捉えることができない。このことがそもそもの出発点において身体医学とは決定的に違うところである。

しかし、精神医学も医学の一分野として生き残るために、昨今では脳科学の台頭も追い風となって、身体医学と同様「客観」を追い求めてきた。たしかに「脳」という身体の一部を対象として扱うことに徹すれば、「客観」を担保することができるかもしれない。

しかし、今でも心脳問題（こころと脳の関連を考えること）が論じられてはいるが、明確な解答が生まれるのはいつのことか、はなはだ疑わしい。なぜなら「こころ」は「脳」に還元できるようなものではないからである。

両者はまったく次元の異なったものである。身体は「客観的」対象として位置付けることができても、「こころ」はあくまで当事者の「主観」を通して体験されたものであるゆえ、誰にも目に見えるかたちで

「客観的」に指し示すことは原理的に不可能である。患者の苦悩は臨床家自身が身をもって感じ取る以外に実感として掴み取る術はない。よって、精神科医も自らの「主観」を避けて通ることはできない。というよりもそこにきちんと向き合わずして、こころを扱う精神医学の存立基盤はないといってもいいほどである。

ここにこそ精神医学の身体医学にはない決定的な差異としての特質がある。

身体医学で診断はどのように行われているか

精神医学の診断を考える前に、その違いを考える上で身体医学の診断がどのようにしてなされるのかを考えてみよう。

身体医学でも精神医学でも、患者として病院に受診すると、まず行われるのは病歴聴取である。主治医は患者がどんなことで困っているのかをまずは尋ね、その後病気の経過を丁寧に聴取する。そして診察が行われる。ここまでは双方とも同じであるが、その後の段取りはまったく異なっている。

身体医学では診断と治療を確定するために、そのあとレントゲン撮影、血液検査、尿検査などにはじまり、CTスキャン、MRI、ときに生検など、必要に応じて一連の身体的諸検査が実施される。これらの検査結果こそが身体疾患に関する病巣（病気の部位）、病理（病気の仕組み）、病因（病気の原因）を確定する上で不可欠なデータとなる。これらの検査はすべて「客観的」手法で行われ、その結果は誰が見ても納得のできるエヴィデンスとして認められるものとなっている。

たとえば、細菌性肺炎という診断名には、病巣が「肺」、病理が「炎症」、そして病因が「細菌」であることが明記されている。このように身体医学では診断名を見れば、病巣、病理、病因が明確になるのが一般的である。

精神医学で診断はどのように行われているか

しかし、精神医学で診断と治療を決定する上で、病歴聴取と診察の持つ比重は身体医学の比ではない。ほとんどすべてがそこに掛かっていると言ってもいいほどである。もちろん、器質的要因の強い病態では身体的諸検査などが重要であることは言わずもがなであるが、その他の場合、心理学的諸検査は補助手段として用いられるとしても、それによって診断と治療が決定されるわけではない。

いまだに精神医学の診断は、国際診断基準を見ればわかるように、いくつかの「客観的」な言動が列挙され、それらをどの程度満たすかによって行われている。たとえば、「落ち着きがない」「気が散りやすい」といった類である。もちろん、より具体的な場面を想定した説明はあるにしてもである。

このような次元での診断方法は、身体医学でいえば、咳や発熱などといった症状のみで診断するようなものである。いかに原始的なレベルのものかと思われようが、残念ながらこれが現実であるし、将来においても根本的にはさほど大きな変化はないのではなかろうかと思う。

なぜなら、先ほど述べたように、「精神医学」の中心となる対象である「こころ」は「客観的」手法によって把握することは絶対に不可能だからである。

自閉症スペクトラム障碍や注意欠陥多動性障碍をはじめとする発達障碍（今では神経発達障碍群と称されているが）の診断も同じレベルのものである。

精神医学には、身体医学のように病巣、病理、病因を特定することができないという決定的な差異があることから、精神医学における診断は、一言で言えば、これこれの言動上の特徴をもつものをとりあえず「〇〇障碍」と呼びましょうとの約束事のようなものである。診断名とその概念が時代とともに大きく変化するのはそのためである。

したがって、精神科医が患者に下す「〇〇障碍」という診断名自体は、あまり有難がって受け取るほどのものではないことがおわかりであろう。

精神医学は人間科学である

随分と精神医学を貶めるようなことを述べてしまったが、筆者はけっして精神医学は身体医学に比して学問的に低次元の分野だとは思っていないことだけは強調しておこう。身体医学と比較ばかりするとこうなってしまうのであって、精神医学は身体医学にはけっしてまねのできない、優れて次元の高い性質を持つことも忘れてはならない。

精神医学はたしかに今では「医学」の一分野として認知されているが、身体医学とは一線を引かなければならないほどに大きくその性質を異にする。それは人間科学という、生身の人間を対象に、生身の人間が営む人間理解を根幹とする学問領域だということである。精神医学が目指す目標の究極には、人間に対する深い理解があると筆者は考えているからである。

その意味からすると、今日の発達障碍ブームともいえる状況は、これまでの精神医学における人間理解をさらに一歩深めるための重要な契機ともなるのではないか。

以上述べてきたことはこれまで子どもの発達障碍について考えられてきたことであるが、おとなにまで発達障碍の診断がなされるようになったことで、いよいよ「発達障碍」なる用語の意味するところが曖昧模糊となってきた。

三　なぜ発達障碍を「関係」からみようと思い立ったか

私事で恐縮であるが、筆者が精神科医になったのは一九七五（昭和五〇）年春。当時、自閉症の原因に対する考え方は、養育環境つまりは母親の育て方にあるとみなす母原病説から、ラター Michael Rutter（1983）による脳障碍に基づく器質因説に変わりつつある時代であった。その流れが今日まで続いている。母原病説から器質因説へと、その原因をどこに見出そうとするか、その在所は変わったが、いずれも「母親の育て方」あるいは「子どもの脳」に求めようとする考え方で、どちらか一方にその原因を見ようとする点ではさほど大きな変化はない。

「発達」の「障碍」であるにもかかわらず、なぜ自閉症をはじめとする発達障碍の原因を「母親」ないし「子ども」のいずれか一方に求めようとするのか。たしかに、何か問題が生じれば、その原因をどこかに求めたくなるのは人間の性《さが》ではあるが、発達の問題を直線的因果論で理解しようとするのは、あまりにも性急過ぎはしないだろうか。

「関係をみる」臨床に着目するまで

これまで筆者は主に乳幼児期から思春期・青年期までの子どもを中心に臨床と研究を行ってきた児童精神科医であるが、若い頃には精神分析を柱とする力動精神医学に基づく精神科臨床の経験を積んだ。

精神科医になる以前、二〇歳になった直後の医学生時代から、自閉症療育ボランティア活動（村田ら、一九七五）にのめり込んだこともあって、精神科医になってからも自閉症の子どもたちの成長発達に強い関心を持ち続けてきた。

したがって、筆者の当時の研究テーマが、自閉症（今では自閉症スペクトラムと呼ぶが、当時はこのように呼んでいた）の子どもたちがおとなになっていく成長発達過程で、病態がどのように変容していくか、一人ひとりの子どもたちと治療的関わりを持ち続けながら伴走することになったのは必然であった。

なかでも特に強い関心を抱いたのは、幼児期に自閉症と診断された子どもたちが思春期・青年期に入るとどのように変わるかということだった。当時、自閉症の子どもたちは思春期・青年期に入ると病態が悪化するということが定説となっていて、子どもを持つ親たちは子どもの将来に対して強い不安を持っていたからである。

しばらく彼らの成長過程を伴走していくとわかってきたことがあった。成長過程で、親子関係が変わると、子どもの状態は劇的に好転し、立派な社会人になる事例も少なからず目にするようになったのだ。

当時、自閉症の子どもたちの療育環境は今のように恵まれていなかったため、われわれのボランティア活動団体（「土曜学級」と称していた）が中心になって、九州山口地区の子どもと家族を対象に、自閉症療育についてともに取り組んでいこうとする機運が高まった。それを知った朝日新聞社西部厚生文化事業団が中心になって、大掛かりな自閉症児療育キャンプ（小林・村田、一九七七）を開催することができた。その結果、福岡のみならず、九州山口地区の自閉症の子どもたちにも接する機会を持つことができるようになった。こうして、数多くの自閉症児と出会うことになり、自閉症の子どもたちの成長発達過程の全体像を把握することができるようになった。そこでぜひともこれらの成果をまとめて世界に発信しなければと思うようになった。

そのような経緯を経て、筆者らの仕事は、十八歳以上の二〇一例の自閉症児者を対象とした追跡調査研究[*4]として結実し、発達障碍研究領域で当時から最も権威のある国際誌の一つに掲載された（Kobayashi et al., 1992）。

本研究での筆者らの主張は、従来思春期・青年期に入ると、自閉症の子どもたちの病態は悪化することばかりが強調されていたが、そうではなく、この時期、逆に病態が好転する事例も少なくないこと、さらにはこれまで世界で報告されてきた転帰 outcome と比較すると、顕著な改善が認められることを示すことができた。この結果は世界中でかなりのインパクトを持って迎えられた。

＊4　通常の追跡調査研究 follow-up study は、ある時点で診断された対象事例を何年かのちに再度面接して、その間に病態がどのように変化したかを調査するという手法が用いられるが、筆者のそれは、幼児期に出会った子どもたちとのその後の経過を、治療的関与を持ちながら観察し続けることによって得た知見をもとに纏めたものであって、通常のそれとは異なる。当時、生活臨床（台・湯浅、一九八七）でよく知られていた湯浅修一氏に論文別刷を送ったところ、氏から「この研究は follow-up study というより follow-along study ですね」との感想をいただいた（私信）。本研究のオリジナリティを認めてもらったようで、とても嬉しかったことを記憶している。

本研究は、その後の自閉症の成人期の領域での研究レヴューではいまだに必ず引用される必読文献となり、研究者冥利に尽きることは確かであるが、この研究で一つの区切りをつけた筆者は、どうしても自分で納得のいかないことがあった。

予後が改善したことを報告できたこと自体は誇りであったが、肝心要の早期診断、早期治療、さらには予防という観点からすれば、本研究はなんら貢献できていないことに強い不全感を抱いていたからである。いつかそのような臨床研究をぜひ行いたいものだと夢に思い描いていたところ、意外にも数年後に新たな勤務先の大学で、新学部立ち上げの準備室に加えていただく幸運を得た。そこで筆者は自閉症の早期診断と早期治療、さらには予防につながる臨床研究を目指した母子ユニット Mother–Infant Unit（以下ＭＩＵ）（小林、二〇〇〇）を創設するという夢を叶えることができた。

なぜＭＩＵを創設したのか

これほどまでして筆者がＭＩＵを創りたかったのはなぜかといえば、これまでの自閉症原因論にどうしても納得がいかなかったからである。

子どもの「発達」であれ、その「障碍」であれ、子ども一人で発達や障碍が自生的に起こるはずはない。そこでわれわれ臨床と研究に従事している者がまず行わなければならないのは、自閉症をはじめとする発達障碍の中核的な病理である社会性の障碍の内実をこの目でしっかりと見極めることである。そのためには可能な限り乳幼児期早期段階で、子どもと母親との関係にいかなる困難な問題が生じているのかを、そしてそこからどのようにして発達障碍と診断されうる病態が形成されるかを、直接この目で観察して明らかにする必要がある。そのような動機から創設したのがＭＩＵであった。[*5]

これまでの諸家の研究を見渡すと、乳幼児期の子どもたちを観察するにあたって、子どものみを対象とする研究者が大半であって、子どもを母子関係の相で観察しようとするものは皆無であった。乳幼児期の母子関係の内実はブラックボックス化されたままとなり、いまだに脳障碍仮説が通説としてまかり通っている現状に筆者は忸怩たる思いを抱いていた。

なぜこのようなことになったか。

その理由の一つには、当時自閉症について「関係」という視点を持つことは禁忌であったからである。過去の母原病の再来との誹りを恐れてか、子どもの理解に際して母親を取り上げることに強い抵抗があったのだ。[*6] さらには、自閉症に見られる多様な病態を、脳障碍を想定せずに説明することは難しいと考えられていたからである。

このような流れに対して筆者は常々強い疑問を持ちながら臨床に従事してきたが、「個をみる」臨床から「関係をみる」臨床へと舵を切るためには、そのことを可能にしてくれる物理的環境がどうしても必要であった。その意味からすれば、筆者にとってこの上ない機会に恵まれたことになる。

＊5　筆者がＭＩＵを作りたいと具体的に考え始めた一つの契機となったのは、その数年前にロンドンのモズレー病院を見学した際に、案内してくれた児童精神科医吉田敬子氏から Mother-Baby Unit の存在を教えてもらったことであった。Mother-Baby Unit は産後うつ病の母親と子どもを一緒に入院させて治療するユニットである。

＊6　現に筆者らがＭＩＵでの知見を学会で発表するたびに、学会場でひどいバッシングを受けたものである。とても学問の場にはふさわしくない、今思い返しても不快極まりない出来事であった（小林、一九九六）。

新たな臨床研究の場を、筆者がどうしてもMIUと称したかったのは、従来の子どもに焦点を当てた「個をみる」治療ではなく、子どもを母親との一組（ユニット）として捉え、彼らに関与しながら観察し、「関係をみる」臨床の場であることを自分のみならず外部にもアピールしたかったからである。

先にも述べたように、自閉症をはじめとする発達障碍の中心的問題は社会性の障碍、つまりは対人関係ないしコミュニケーションの問題である。[*7] それにもかかわらず、これまでの研究は母親あるいは子どもに焦点を当て、そのどちらかに原因を求めようとするものであった。その限界を超えるにはどうしても「関係をみる」臨床を自らの手で創出する必要があったのである。

MIUという環境が可能にしてくれたこと

MIUは筆者が夢に描いていた臨床研究の場であったことから、夢中で取り組むことができた。ただ残念なことに、MIUは医学部と同じキャンパスにあったが、新設の他学部であったため、物理的環境はできても、運営に関わる人的支援は一切当てにできなかった。したがって、筆者はMIUに関わるマネジメントすべてを行わなければならなかった。新設学部であったので、すぐに協力してくれる学生を募ることもできなかったからである。しかし、数名の臨床スタッフが率先して協力を申し出てくれた。数年後には学生も関心をもって母子の臨床と研究に取り組んでくれるようになった。毎週金曜日、朝から夕方まで母子治療に取り組み、その後は夜遅くまで事例の振り返りを行った。

ここで一つ強調しておきたいことがある。MIUでの臨床研究は筆者に多大な知見をもたらしてくれたが、その大きな要因の一つに、治療場面をビデオで録画し、その記録をもとにフィードバックを繰り返してきたことがある。録画したビデオはわれわれスタッフのためのみでなく、子どもをもつ家族にも関係理解を深めていただくために提供し続けた。

録画ビデオによる臨床実践の検証[*8]は、いま振り返ると、決定的ともいえるほど筆者にとって大きな力になったと思う。後に詳述するが、母子関係の観察という困難な作業は、録画ビデオのフィードバックを繰り返すことによって大きな成果を生んだと思うからである。治療者として臨床の場に介在していても、目の前で起こる事象すべてを掬い取ることは容易ではない。その時には気づかないことが多々あるからである。しかし、録画ビデオがあったおかげで、何度もフィードバックを繰り返す中で初めて母子間の繊細なこころの動きを掴み取ることができたからである。

＊7　第４章で取り上げる発達障碍の当事者である綾屋の問題意識と相通じるものがある。

＊8　ＭＩＵでの研究の独創性は、母子関係の様相を関与観察しつつ、ビデオカメラを用いて文字どおり「客観的」にも観察することができたことに依っていることが大きい。従来は母親あるいは治療者側に映る子どもの言動が主に取り上げられてきたことを考えると、その違いは極めて大きい。

文献

アメリカ精神医学会（二〇一四）『DSM-5精神疾患の診断・統計マニュアル』医学書院.

小林隆児（一九九六）「自閉症の発達精神病理と治療―生涯発達の視点より―」児童青年精神医学とその近接領域、三七巻、二五-三二頁. この論文は一九九五年一一月二日に開催された日本児童青年精神医学会総会（岡山市）シンポジウム「自閉症とライフサイクル―病態の理解と医療・教育の現状―」での発表内容であるが、この論文が掲載されている学会誌には当日の討論も掲載されている（三六-三九頁）。発言者の内容が記載されているので、それを読めば当時の学会の雰囲気の一端をご理解いただけるのではないかと思う。

小林隆児（二〇〇〇）『自閉症の関係障害臨床―母と子のあいだを治療する―』ミネルヴァ書房.

小林隆児・村田豊久（一九七七）「自閉症児療育キャンプの効果に関する一考察」児童精神医学とその近接領域、一八巻、二二一-二三四頁.

Kobayashi, R, Murata, T, Yoshinaga, K.(1992) A follow-up study of 201 children with autism in Kyushu and Yamaguchi areas, Japan. Journal of Autism and Developmental Disorders, 22(3); 395-411.

鯨岡峻（一九九九）『関係発達論の構築―間主観的アプローチによる―』ミネルヴァ書房.

鯨岡峻（二〇〇五）「こころの臨床における質的アプローチと発達観」小児の精神と神経、四五巻、二三一-二四一頁.

村瀬学（一九八三）『理解のおくれの本質』大和書房.

村田豊久ら（一九七五）「ボランティア活動による自閉症児の集団療法―六年目をむかえた土曜学級の経過―」児童精神医学とその近接領域、一六巻、一五二-一六三頁.

Rutter, M.(1983) Cognitive deficits in the pathogenesis of autism. Journal of Child Psychology and Psychiatry, 24(4), 513-531.

台弘・湯浅修一（一九八七）『分裂病の生活臨床（続）』創造出版.

Winnicott, D. W. (1966). *The maturational processes and the facilitating environment*. New York, International Universities Press. 牛島定信訳（一九七七）『情緒発達の精神分析理論』岩崎学術出版社.

第2章

乳幼児期の関係病理からみた発達障碍の成り立ち

一　乳児期の関係病理としての「甘え」のアンビヴァレンス
――「あまのじゃく」心性

MIUで明らかになったこと――関係病理の発見

一九九四（平成六）年からの十四年間、筆者はＭＩＵで臨床研究を蓄積してきた。実際には八一組の親子の治療に従事したが、研究対象としたのは、乳幼児期（生後三年間を中心に一歳台から五歳台まで）の五五組の親子である（小林、二〇一四）。

研究開始からしばらく経過してからではあったが、母子関係の特徴を一定の枠組みで観察するために、筆者は当時世界的に流行していた新奇場面法（Strange Situation Procedure：以下ＳＳＰ）（**図1**）を用いるようになった。これはエインズワース Mary Dinsmore Salter Ainsworth ら（1978）が開発したアタッチメント・パターンを観察評価するための心理学的実験の枠組みである。

図1に示すように、およそ一歳から二歳までの子どもを対象に、人工的に母子の分離と再会の場面を作り、そこで子どもが母親との分離によって生じる不安（心細さ）に対してどのような方略で対処するかを評価するものである。

ただし筆者は、ＳＳＰを用いつつも、アタッチメント・パターンの評価に馴染めないものを感じていた。

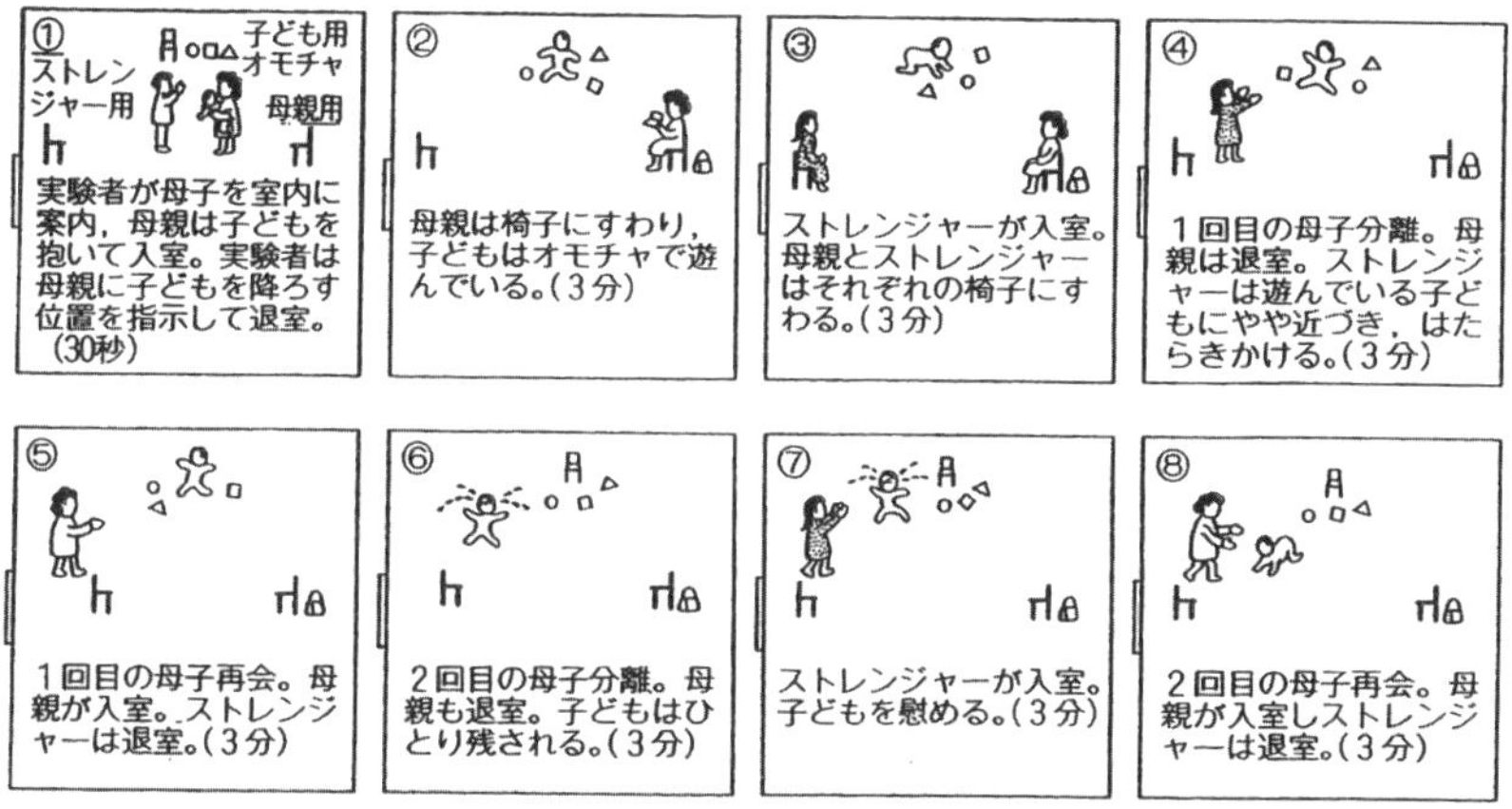

図１　新奇場面法（ＳＳＰ）

まもなく筆者が気づいたのは、子どもが母親に対して見せる様々な反応はすべてと言っていいほど「甘え」にまつわる行動であることだった。すると、分離と再会に際して、子どもが母親に対してみせる反応の意味がとてもよくわかるようになった。その中でも特記すべきことは、一歳台と二歳台以降でその関係の様相が劇的に変化することであった。

一歳台の子どもと母親との関係病理

一歳台（八例）においてはすべてに共通して見られた特徴は次の通りである。

母親が直接関わろうとすると子どもは回避的になるが、いざ母親がいなくなると心細い反応を示す。しかし、母親と再会する段になると再び回避的反応を示す。

筆者は子どもがここで示している心理を「甘えたくても甘えられない」という「甘え」のアンビヴァレンスという心の動きとして捉えることができた。「個」を中心にみてきた精神医学の世界でアンビヴァレンスは個人の中に相反する感情や思い（たとえば愛と憎しみなど）が併存し同時に働くことを意味するが、それを発達的観点から見ていくと、このような関係の病理として捉えることができることがわかったのである。

専門用語「アンビヴァレンス」と日常語「あまのじゃく」

そこで筆者は先のような独特な「関係病理」をわれわれ日本人に馴染み深い「あまのじゃく」と表現するのがふさわしいと思い立った（小林、二〇一五a）。子どもには母親に対して「甘えたくても甘えられない」という心理状態が生まれているが、それをアンビヴァレンスという専門用語ではなく、「あまのじゃく」という日常語で表現することによって、二者間のこころの動きを誰にでも容易に捉えることができるようになると考えたからである。

この母子の関係病理の原型を筆者は母子関係の直接観察によって得ることができた。このことは、その後の筆者の臨床実践において中核的な役割を果たしていることを日に日に痛感するようになった。「個」から捉えられていた「アンビヴァレンス」の心理を、関係の病理として捉えることの重要性を発見できたからである。

すると、いかなる年齢層の患者であっても、いかなる病態の患者であっても、筆者は面接で患者との関係に同様の関係病理を容易に見出すことができるようになった。さらには精神療法での治療機序を考える上で、そのことをいかに扱うかが、精神療法の核心に触れるほどに重要なことにも気づくようになった。

二　幼児期早期のアンビヴァレンスへの多様な対処行動

ついで重要な知見は、二歳台になると、一歳台まで（その母子関係の有り様を観察した者であれば）誰の目にも明らかであった関係病理が次第に背景に退き、それに代わって気になる多様な行動が前景に出現することである。その主なものを具体的に述べると、**表1**に示す通りである。

乳幼児期早期、すなわち最初の人間関係の形成という重要な時期に、アンビヴァレンスゆえに関係のねじれ（関係障碍）が生まれ、いつまでもアタッチメントが形成されないと、子どもは常に強い不安と緊張に晒されることになる。そこでその不安と緊張を彼らなりに和らげようとしたり、紛らわせようとしたりするようになる。**表1**に取り上げた多様な行動はそうした対処行動 coping skill としての意味を持つと考えられるのである。ここで大切なことは、これらの対処行動は、これまでわれわれ臨床家が症状として取り上げてきたものだということである。早速、具体的に解説しよう。

１　発達障碍に発展するもの

ＭＩＵで行った研究は、当初自閉症スペクトラムの対人関係障碍の内実を明らかにしたいとの動機から始めたものであるゆえ、自閉症スペクトラムをはじめとする発達障碍独特のものがあることは予想されたこと

（1）発達障碍に発展するもの

①母親に近寄ることができず、母親の顔色を気にしながらも離れて動き回る

②母親を回避し、一人で同じことを繰り返す

③何でも一人でやろうとする、過度に自立的に振る舞う

④ことさら相手の嫌がることをして相手の関心を引く

（2）心身症・神経症的病態に発展するもの

①母親の意向に合わせることで認めてもらう

（3）操作的対人態度、あるいは人格障碍に発展するもの

①母親に気に入られようとする

②母親の前であからさまに他人に甘えてみせる

（4）解離に発展するもの

①他のものに注意、関心をそらす

（5）精神病的病態に発展するもの

①過度に従順に振る舞う

②明確な対処法を見出すことができず周囲に圧倒される

③周囲を無視するようにして一人で悦に入る

④一人空想の世界に没入する

表1　幼児期早期のアンビヴァレンスへの多様な対処行動（小林、2016）

であった。それが**表1**の（1）である。「繰り返し行動」を示す子どもを見れば、臨床家ならば誰でも自閉症と診断するであろうが、その種の行動をSSPで母子関係の相で観察していくと、その行動の意味がとてもよくわかる。わかりやすい事例を示そう。

●二歳〇ヶ月　男児[*9]

母子ともに、互いを前にして、まったく相手に働きかける様子はない。母子のあいだに息詰まるような緊張した空気が流れている。ストレンジャー（以下ST）と母子三人で過ごしていても張り詰めた空気は変わらないが、母親が退室した途端にSTが子どもにさり気なく働きかけると、

子どもはＳＴに関心を示し始めている。母親がいるときには凍り付いたように動けなかった態度とは対照的である。ＳＴの差し出す玩具にも興味を示して、遠慮がちだが手に取る。しかし、ＳＴと入れ替わって母親が戻ってくると、部屋を出て行くＳＴの後ろ姿を名残惜しそうに目で追い続けている。

ＳＴが出て行き、再び母子二人になると、途端に先ほどの張り詰めた空気に戻り、子どもの動きも凍り付く。

再び母親が部屋を出て行き、一人ぼっちになると、子どもは黙々とボードにグルグルと円をなぐり書きを繰り返すようになる。母親を前にして無視するような態度を取りつつも、母親が不在になった途端に出現している繰り返し行動は、一人ぼっちになった心細さや不安、緊張を子どもなりに和らげようとする試みであることが見えてくる。

全体の流れを表層的に眺めていると、子どもは母親を無視するようにして一人遊びに興じているように見えるが、母親が退室してＳＴと二人きりになったときの変化や一人ぼっちになった時の変化などを対比しながら見ていくと、子どもの母親に対する強い回避的態度は、われわれ日本人にとっては「拗《す》ねている」と表現してもよいものである。要は屈折した「甘え」である。母親は子どものそうした「甘え」を感じ取り応じることが困難であり、かつ子どものどのような行動に対してもほとんど応じることがないため、子どもは母

＊9　『「関係」からみる乳幼児期の自閉症スペクトラム』事例九（一一八－一二一頁）

親に対してどのように行動したらよいかわからない。しかし、一人ぼっちになったことによる不安と緊張の高まりを、子どもなりに一時的にでも和らげようとしてボードにグルグルと円をなぐり書きする行動をとっている。このような繰り返し行動が「甘えたくても甘えられない」がゆえに生じた不安と緊張への対処行動であることがじつにわかりやすい形で示されている。STと二人きりになった途端に、繰り返し行動が消えたことがそのことを端的に裏付けている。

筆者にとって大きな発見であったのは、それ以外に様々な対処行動を明らかにすることができたことであった。具体的には、**表1**の（２）から（５）に該当する。それらを以下に示す。

2　心身症・神経症的病態に発展するもの

「心身症・神経症的病態に発展するもの」と考えられたのが、「①母親の意向に合わせることで認めてもらう」という対処行動である。自分の「甘え」を無条件に認めてくれない母親に対して、なんとか「いい子になる」ことで、自分の存在を認めてもらおうとすれば、母親の期待に応えて振る舞おうとするのはとても自然な反応である。そのような反応が自閉症スペクトラムを疑われて筆者のもとに受診してきた子どもに認められたことは、当時の筆者にとっては驚きであるとともに大きな発見であった。なぜなら筆者が行ってきた自閉症の追跡調査などで青年期以降に心身症や神経症を発症する例が少なからず認められ、治療を進めていく過程で、彼らの過剰適応が引き金となっていることが明らかになっていたからである（小林、一九九九）。

実際、ＳＳＰで観察された子どもを提示しよう。

●二歳八ヶ月　男児[*10]

母親の前では思うように相手をしてもらえず、母親に背を向け拗ねていたが、いざ母親が退室してＳＴと二人になると、大げさに泣いて見せた。母親が戻ると、母親は子どもの泣き顔をハンカチで拭いてやったが、つぎに再び母親が退室して一人きりになると、子どもはなぜかまったく泣かなかった。母親が戻ってきて同じようにバッグからハンカチを取り出して拭こうとしたら、子どもはそのハンカチを取り上げて母親のバッグの中にしまいこみ、母親の目の前で手を叩いて「褒める」ように要求したのである。一人でも泣かずに我慢したことを褒めてもらいたかったのであろうが、このような振る舞いを見ていると、子どもがいかに母親に認めてもらおうと必死になっているかを思い知らされたのである。

このビデオを見た臨床家はみんな異口同音に驚きの声を上げる。それほど以前は、自閉症の子どもは傍若無人に振る舞う子どもであるかのように思われていた。しかし、彼らも彼らなりに母親の期待に応えて適応的に振る舞おうと努めることを示している。この対処行動は母親にとっても社会にとっても好ましく、適応的なものに映るゆえ、幼少期から学童期にかけてこの傾向が続けば、大きな社会的不適応を示すことは少ない。しかし、それはあくまで仮の適応であるため、思春期を前にして内的衝動（自分のなかの欲求）が高ま

＊10　『「関係」からみる乳幼児期の自閉症スペクトラム』事例一八（九八－一〇一頁）

れば、それまで抑えていた思いが耐えきれなくなって爆発するか、強い葛藤をもたらす。いつか必ず破綻を生むことは目に見えている。心身症や神経症を発症する素地となるのはそうした理由からである。

3　操作的対人態度、あるいは人格障碍に発展するもの

ついで「操作的対人態度、あるいは人格障碍に発展するもの」として「①母親に気に入られようとする」、「②母親の前であからさまに他人に甘えてみせる」といった対処行動を見出した。これには虐待された経験が反映していることが推測される。ここでとても興味深いのは、「①母親に気に入られようとする」行動はわれわれ日本人には「媚《こ》びる」と映り、「②母親の前であからさまに他人に甘えてみせる」行動は、母親に「当てつける」「見せつける」と映る。われわれの日常心理の次元でとてもよく理解できる行動である。

ＳＳＰで観察された非常に印象的な子どもを二例提示しよう。

●二歳一ヶ月　男児[*11]

母親は懸命に子どもに遊びを促すが、子どもは母親を終始避けるようにして他の遊びを続けていた。三分後にＳＴが入ってきて、まもなく母親が退室した。すると、子どもは母親への態度とは対照的に、優しく相手をしてくれるＳＴに対して、控え目ながらも徐々に一緒に遊び始め、数分も経つと自分からＳＴの手を取って遊びに誘うまでになった。その時である。母親が部屋に戻ってきた。それに気づいた子どもはすぐさまその手を引っ込めて、母親の方に笑顔を向け、小走りに駆け寄って行った。筆者はそこに子ども

が母親に媚を売る姿を発見した。

●二歳九ヶ月　男児[*12]

子どもは見るからに面白くなさそうに動き回っている。子どもは椅子に座っている母親にさりげなく近づき、背を向けて寄りかかるが、母親は戸惑っている。そうかと思うと、急にドアに背を向けながら後頭部をドアに打ち付ける。母親は「痛いよ」と注意をするが、ことさら注意されることをねらってやったようにみえる。ＳＴが入室して母親の前に座ると、子どもはすぐ近寄って背を向けて寄りかかる。あからさまにＳＴに甘えて見せて母親に当てつけている。母親が退室しても特に反応することなく、子どもはＳＴの手を引いて動き始める。しかし、相変わらず無気力で気の向くままに動いているだけで、楽しい雰囲気は生まれない。再び母親がドアを開けて入室しそうになると、すぐに気づいてドアに駆け寄る。しかし、母親が入ってくると、母親を避けてドアに直接ぶつかるように両手で当たる。その後も相変わらずの動きで、母親が退室しても何事もないかのような態度で、ひとりで過ごす。ＳＴが入室しても変わりなく、代わって母親が入室しても母親に目を向けることなく、ひとりで遊び続ける。

筆者はＭＩＵを開始した当初は、自閉症（スペクトラム）に強い関心を持っていたため、そのような目で

＊11　『「関係」からみる乳幼児期の自閉症スペクトラム』事例一一（一五五−一五八頁）
＊12　『「関係」からみる乳幼児期の自閉症スペクトラム』事例二三一（一二九−一三三頁）

見ていたのだが、それらの事例の中にも虐待が絡んでいると判断せざるをえないものが少なからずあることに気づいた。彼らは発達障碍あるいは自閉症と診断されたり疑われたりして筆者のところに紹介されてきたが、MIUで「関係」から見ていくと、虐待やネグレクトが絡んでいることが推測される事例が少なからずあることがわかった。ここに示したのがそれである。

彼らのみせる対処行動を見ていると、それはわれわれ日本人には「取り入る」、「媚《こ》びる」、「当てつける」、「見せつける」と表現できる行動であることがわかった。このように表現することによって誰でもすぐに子どもの振る舞いの意味を手に取るようにして理解することができる。なんとしてでも、少しでも母親の気を引こうとする、あるいは母親への怒りを間接的に示そうとする、そんな子どもの思いを感じずにはいられない。実に痛々しく健気な振る舞いである。

4　解離に発展するもの

「解離に発展するもの」として「①他のものに注意、関心をそらす」対処行動は、乳児期から認められるものである。母親があやそうとして子どもに目を向けると、すぐさま視線をそらす反応である。一歳すぎると、母子分離で不安を示した子どもが母子再会の場面でいざ母親に抱かれそうになると、途端に顔をそらす行動として認めるようになるし、子どもが何かを手に取って遊ぼうとするので、母親がそれにつきあおうとすると、子どもは途端に他のものに目を移す反応としても捉えることができる。このような反応は母親からみれば、「落ち着きのない、気移りの激しい」子どもに映る。のちのち「解離」という精神病理現象に発展することが推測されるものである。

ＳＳＰでは捉えることができなかったのだが、よくよく考えてみると、一歳台ですでに一人ぼっちになった後の母子再会場面で母親と触れ合うほどに接近した途端に目をそらす反応が認められていたし、二、三歳台になると、ＳＳＰではなく治療経過の中で類似の反応として捉えることができることにも気づいた。

ＭＩＵでの母子治療で経験したあるエピソードである。

●四歳〇ヶ月　男児[*13]

筆者は大きなバランスボールを用いて、子どもをその上に乗せて、こちらで揺らしてやった。しかし、ボールの揺れに対する姿勢はぎこちなく、揺れのリズムに合わせることが難しい。その後、筆者がボールを手にとって子どもに勢いよく近づいたり、遠ざかったりと繰り返し、子どもが応答しそうになると、フェイントをかけたりすることで、子どもの気分を高揚させようと努めた。次第に子どもは喜々とした反応を見せるようになった。怖いけどもっとやってほしいという様子である。さらに筆者がボールを子どもの頭の上に置いてみた。すると突然なぜか嬉々とした表情が失せて回避的になり、それまでの筆者も味わっていた高揚感が急速にしぼんでしまった。それでもさらに相手をしていると、急に筆者から背を向けてしまい、先ほどまでの二人の遊びはなんだったのだろうかと思わせるほどで、まるで何事もなかったような態度を取ったのである。

＊13　『「関係」からみる乳幼児期の自閉症スペクトラム』事例四三（三五頁）

このような反応がなぜ起こるかといえば、子どもの情動興奮、とりわけ快の情動が高まっていくと、それを回避するようにしてこのような行動が誘発されている。快の情動興奮に身を委ねることに対する恐怖、つまりは「甘え」の心地よさを経験していないがために、それを回避するための反応ではないかと思われるのである。*14 のちのち発達障碍、子ども虐待事例でよく指摘される「解離」の萌芽のかたちをここに見てとることができる。

5　精神病的病態に発展するもの

最後に「精神病的病態に発展するもの」として「①過度に従順に振る舞う」「②明確な対処法を見出すことができず周囲に圧倒される」を挙げている。これまでとはかなり性質の異なったもので、より深刻な事態である。なにしろ自分というものがほとんどないに等しい状態だからである。自分の意思で行動するのではなく、母親の意に翻弄されて、なされるがままである。あるいは何をどうしたらよいか、途方に暮れて茫然自失の状態になっている。

自分の意思で行動できず、母親の意に翻弄されて、なされるがままの状態とはどのようなものか、SSPで観察された事例を提示しよう。

●二歳九ヶ月　男児*15

子どもは母親と一緒に過ごしているが、とても大人しく、母親の方に目を向けることもなく、母親の語りかけに素直に従いながらほとんど声を出すこともなく付き合っている。ＳＴが入ってきてもとくに変わった様子はない。母親が退室しても表立っては動揺した様子を見せないが、声がまったく出なくなった。母親が戻ってくると、子どももうれしそうな表情は見せるが、自分から母親に近づくことはない。そして母親が二度目の退室をしても特段変わった様子は見られない。ＳＴが入室してもそれまでと同じような遊びを繰り返している。しかし、母親が戻ってくると、次のような驚くべき母子のやりとりが観察された。

子どもは母親の入室前からその動きを察知してドアの方を見ていた。母親が入ってくると子どもは少しだけうれしそうな反応を示す。しかし、再び黙々と玩具を手にして遊び始める。まもなくなぜか部屋の中を動き始める。母親はそれに合わせるようにしてトランポリンや滑り台を指さしながら子どもに教えている。すぐさま母親の誘いに動かされるようにして子どもは滑り台を滑り始める。滑り終わるともう一度滑ろうと滑り台の階段の方に行こうとする。しかし、母親は子どもに向かって「ごろん（前転を）しない？ごろんは？マットがあるよ。ごろんしない？」と声をかける。遊びの流れからすると、とても不自然で唐突な言葉掛けである。子どもは一瞬戸惑いを見せて滑り台の方に行こうとするが、母親はさらに同じことを言い続ける。すると、子どもはマットの上を転がるように前転を始める。気の乗らない動きだったので、ぎこちなくよろめいたが、それを見た母親は「ちょっとだめね」と否定的な言葉をかけている。

＊14　早期幼児自閉症 early infantile autism の概念を世界で最初に提唱したカナー Leo Kanner（1943）は、当初その障碍の特徴から「情緒的接触の自閉的障碍」autistic disturbance of affective contact と称していたように、「情緒的接触」の問題が中核にあると考えていた。カナーの卓見である。

＊15　『「関係」からみる乳幼児期の自閉症スペクトラム』事例一二（一四九－一五四頁）

子どもが母親の前でまったく自己主張することなく、母親の意のままに動かされていることがよくわかるが、それとともに注目してほしいのは、その前に退室していた母親が戻ってきたときに見せた子どもの態度である。「母親が戻ってくると、子どももうれしそうな表情は見せ」ているが、これを額面通りに受け止めてはいけない。なぜなら、本心からそうであれば、「自分から母親に近づくことはない」ということはないのではないか。SSP全体の流れをみていけば、このとき子どもは母親に対して「媚《こび》を売っている」と理解できるのではなかろうかと思う。

ついで「③周囲を無視するようにして一人で悦に入る」「④一人空想の世界に没入する」なども列挙しているが、前者は精神病理学的には「軽躁状態」、後者は「自閉、妄想状態」として記載されてきたものを彷彿とさせる。

これらはすべて「精神病的病態に発展するもの」であることが推測される。[*16]

以上、二歳台以降になると、自らの不安と緊張への対処行動を彼らなりに身につけ、それが成長発達とともに次第にその人の対人的態度として内在化していく（自分のものとなる）ことが考えられる。つまりは人格に組み込まれていくことになる。

われわれにとっても他人事ではない。人間関係のなかでなにか困ったときにどのようにしてその事態を切り抜けるか、誰もがそれぞれ自分なりのやり方で対処しているものである。すぐに他人に頼る、他人のせいにする、笑ってごまかす、ただ黙って事態の推移を見ているなど、人間誰もがなんらかの対処の方法を身につけて生きているものなのである。

三　アンビヴァレンスへの対処行動はどのように推移し、おとなの発達障碍に進展していくか

アンビヴァレンスへの対処行動が生涯発達過程で辿る経路

先に、母親とのあいだで生起したアンビヴァレンスゆえに強い不安と緊張を抱く乳幼児たちは、その不安を軽減すべく様々な対処行動を取っていることを明らかにするとともに、それらはこれまで精神医学では「症状」とされてきたもの、あるいはその萌芽の状態であることを指摘した。

つぎに問題となるのは、これらの対処行動が、その後の生涯発達過程でどのように変容を遂げるかということである。精神医学で取り上げられる精神病理（症状）はじつに多様である。乳幼児期の対処行動が生涯発達過程でどのようにして多様な精神病理の発現へと繋がっていくのであろうか。筆者なりに推論を交えてその経路の概略図を描いてみたのが**図2**である。

＊16　多様な精神病症状の成り立ちについては、小林（二〇一七）第9章「精神病（統合失調症・躁うつ病）様症状」で詳解している。

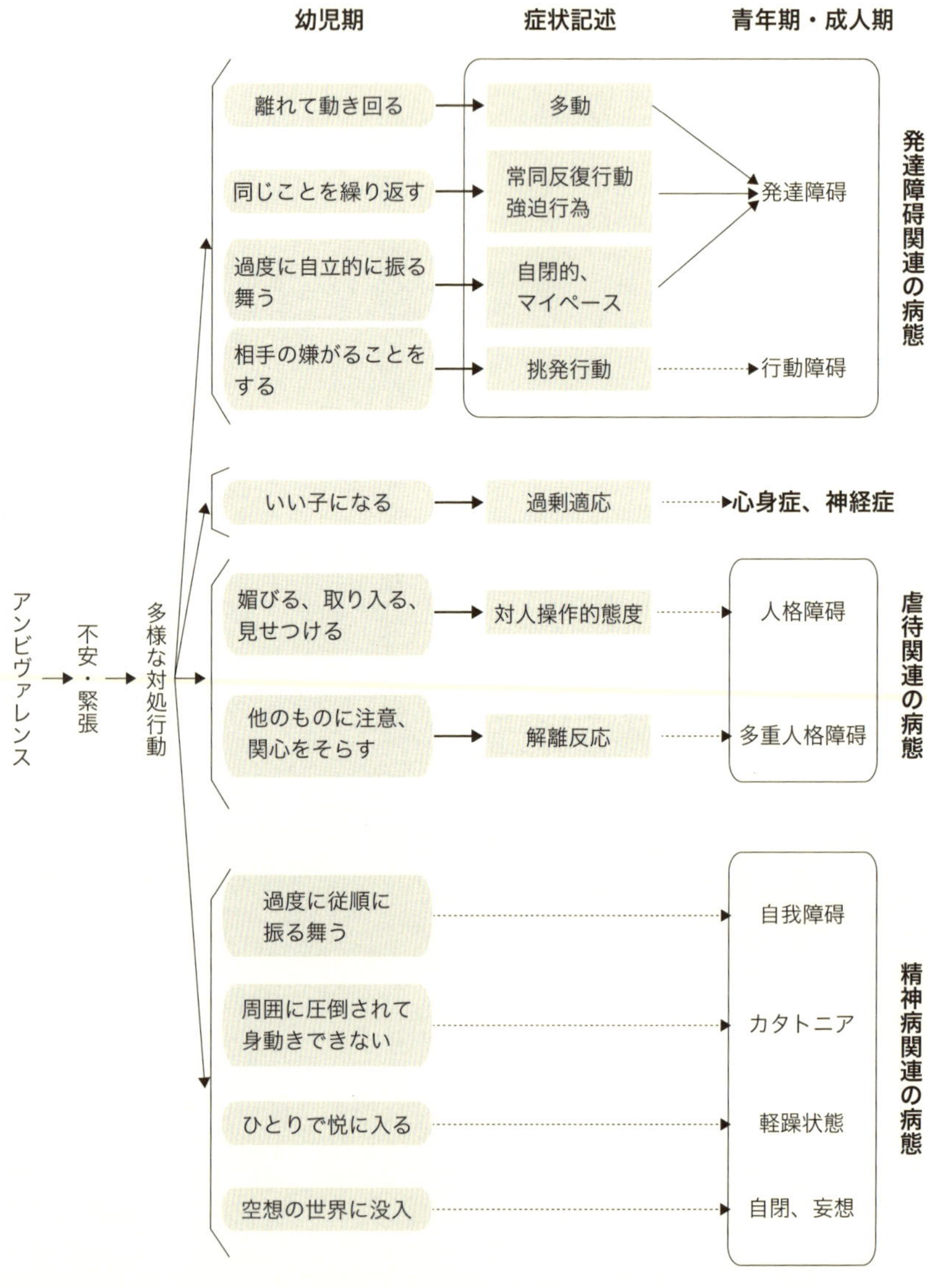

図2　アンビヴァレンスへの対処行動、症状、そのゆくえ（小林、2016、図1を一部改変）

この図で筆者が強調したいことは、その大半の精神病理（症状）の発現のルーツに「甘え」のアンビヴァレンスがあるということである。筆者はこの不安を人間の根源的不安として位置づけている。

図2を見るさいに重要な点を指摘しておきたい。

一人の人間の選択する対処行動は一つに限らないということである。時と場合によって、相手によって、あるいは発達過程によって、その対処行動は変化していく、あるいは使い分けられる。相手によって多様に選択するのは処世術を考えると重要なことである。現に三〜五歳台の事例を検討したところ、そのことが如実に示されていることがわかった。[*17] なぜならそれまで適切な治療を受けなかった場合、母子関係の悪循環が高じて、子どもにより多様で複雑な対処行動が生み出されていくことが危惧されるからである。ただし、それは親子関係の組み合わせ次第である。あるいは、その後どのような人と出会い、関わるかによって、その経路も自ずから変化する。それこそまさに「関係」の問題だからである。**図2**はけっして乳幼児期に将来の精神疾患の発症が決定づけられることを意味しているのではない。乳幼児期以降も不幸にして関係病理の悪循環が恒常化ないし固定化したときに推測されるものとして描き出したものである。

こころの病はすべて「発達」の「障碍」である

このように見ていくと、アンビヴァレンスへの対処行動が幼児期に顕著になって恒常化し、日常生活の適応さらには発達そのものに深刻な影響を及ぼしかねない場合、われわれは発達障碍と称し、幼児期に表面的

*17　『「関係」からみる乳幼児期の自閉症スペクトラム』一七三－二〇八頁を参照のこと。

には適応的で、[*18]学童期以降に対処行動が不適応をもたらす場合、心身症、神経症、精神病、その他の精神疾患の診断がつけられてきたのだと理解することができる。潜在的には常にアンビヴァレンスという情動不安が蠢《うごめ》いているが、その不安への対処法が破綻した際に、精神医学ではこころの病と見なし、治療対象とする。その意味からすれば、こころの病はすべて「発達」の「障碍」として捉えることができるのではないか。

人間みな「発達」の「障碍」である

人間誰しも幼少期に大なり小なりアンビヴァレンスに基づく不安を体験しているものである。ただ、多くの場合、その記憶は意識下に潜在化しているため、気づくことはない。それに代わってアンビヴァレンスへの対処も誰もが多様な形で身に付け、ある程度自分を律して日常生活を送っている。

こころの病の根源的不安としてアンビヴァレンスを想定している筆者からみれば、その対処法がより適応的であるか否かが、こころを病むか否かを決定づける。その意味では人間誰しも「発達」になんらかの「障碍」を有するのであって、人間みな「発達」の「障碍」だと言っても過言ではないのだ。

以上のことを踏まえれば、昨今の精神疾患のボーダレス化と発達障碍診断の激増が何を意味するかが見えてくる。従来の精神疾患の病態までには至らない事例が増えてきたからではあるが、その一方で、幼少期の早い段階でアンビヴァレンスにまつわる関係病理を孕む事例が潜在的に増えてきていることをも意味していると考えられよう。

追補一　原因論をめぐって

素質か環境か――素質と環境のダイナミックな絡み合い

第1章でも述べたが、発達障碍の原因論をめぐっては、最初の統合失調症の早発例だとする内因説に始まり、その後の母原病説から器質因説へと、慌ただしい変遷を繰り返してきた。

発達障碍に関する議論は、ややもすると「障害か個性か？」「治るか治らないか？」「遺伝か環境か？」という二者択一的なものになりがちであったが、そのようなこれまでの流れに対して、先天的要因（遺伝要因）か、それとも養育環境（環境要因）か、という従来のどちらか一方に決めつけようとする考え方から脱皮し、双方の要因のダイナミックな絡み合いの解明こそ、今求められている課題だとする考え方もやっと主張されるようになってきた（鷲見、二〇一五）。

＊18　アンビヴァレンスへの対処行動の目指すところは、自らの不安を覆い隠すことにあるため、日常生活においても極力自分の弱味（と本人は無意識に感じている）を表に出さないように振る舞う。何事にも受身的で、言われたことにのみ従順に振る舞う行動などは学童期によく見かけるものである。しかし、思春期・青年期に入ると、このような対処では到底やっていけなくなることは火を見るより明らかである。その破綻の現れの多くがこれまで精神医学で取り沙汰されてきた多様な症状である。

その根拠となっているのが、最近の遺伝子研究の成果であるエピジェネティックスという考え方である。これまで自閉症に限らず多くの疾患の原因を論じる際に「遺伝か環境か」という二者択一の議論が多かった。それを支えていたのが、遺伝要因は変化しないという通念であった。しかし、環境要因が遺伝子に影響を与えて、その働きを変化させるということが最近の遺伝研究で明らかとなった。それがエピジェネティックスというメカニズムである。

ある種の遺伝子にはその働きをコントロールするスイッチに相当するものがあり、その切り替えによって遺伝子の働き具合が変わる。このスイッチの切り替えを行うのは「環境要因」で、遺伝子本体を変化させずに働き具合のみを変える。エピジェネティックスの発見は、遺伝要因と環境要因が合わさって機能するシステムが存在することと、遺伝子機能が後天的に変わりうることを、初めて証明したのである。

たとえ病気の関連遺伝子であっても、成育環境によって、遺伝子のスイッチがオンにもなればオフにもなる。よって、それを左右する環境要因を検討することも重要だと鷲見は力説する（『発達障害の謎を解く』五三頁）。

しかし、鷲見は素質と環境とのダイナミックな絡み合いの解明こそ今後の課題だと主張しているにもかかわらず、なぜか乳幼児期早期における〈子ども―養育者〉関係の内実にはまったく触れていない。子どものこころの成長「発達」とその「障碍」がどのようにして生まれるのか、その成立過程こそ、素質と環境のダイナミックな絡み合いの所産である。そこに目を向けるべきであって、それなくして「発達」とその「障碍」の解明は不可能である。それまでの発達過程で何が起こったのか、そのことがこれまでブラックボックス化され、誰も積極的に見ようとしてこなかったことが最大の問題だからである（小林、二〇一五b）。

であるからこそ、筆者は乳幼児期早期、とりわけ〇歳から二歳までの生後三年間の発達過程でどのようなことが親子のあいだで起こっているのか、そのことを明らかにしようとしてきたのである。

素質と環境の絡み合いはアクチュアリティとしての現実にある

誤解を避ける意味で一つ述べておきたいことがある。

ごく最近、近著『自閉症スペクトラムの症状を「関係」から読み解く』（小林、二〇一七）の書評（内海、二〇一七）のなかで以下のような問いが筆者に投げ掛けられたからである。その問いは、「『甘え』のアンビヴァレンスという誰にも馴染み深く、容易に理解できるような心理機制でもって自閉症スペクトラムに出現する多様な症状を理解することができるのか」という問いとの繋がりで生まれたものである。

大多数の乳児にとっては快や安心をもたらす刺激や関わりが脅威や侵襲と体験されてしまい、かつ通常ならばそのような場合においても養育者との関わりのなかで快や安心の方が増してくるものなのに、そのような補正がなされがたいのはなぜか。そこに子ども側のレディネス（たとえば、〝人間に関心を向ける力〟など）も要因の一つとして想定することは、ごく自然なことに思える。生まれ落ちた子どもにはすべて、幅やばらつきがあって当然だからである。それをしかと視ることが、「関係」とその発展の様相をより精緻に描く足掛かりになりはしないだろうか。

内海の問いの根底にあるのは、自閉症スペクトラムの病態へと発展する事例においては、やはり素質要因を想定する必要があるのではないかとの発想である。

先に筆者は「発達」の「障碍」が、素質と環境のダイナミックな絡み合いの所産であることを述べた。素質（G）と環境（E）のダイナミックな絡み合いは精子と卵子が受精した時点で胎内においてすでに開始しているとみなければならないであろうが、臨床家が生誕後の乳児に出会うであろういかなる時点においても、実際にはGとEの絡み合いのなかで、GはG_1→G_2→G_3→……に、EはE_1→E_2→E_3→……へと変容を遂げていく。したがって原初のかたちとしての純粋なGは、理論上は仮定しうるとしても、現実にそれを掴むことは原理的に不可能である。もしそれを探求しようとすれば、無限後退[*19]に陥ることは目に見えている。

ただ、ここで注意を喚起しておきたいが、G＝子ども、E＝母親、と短絡的に考えてはならない。子どもにとって母親が環境として機能することもあれば、母親にとって子どもが環境として機能することもある。両者の関係は極めてダイナミックなものである。

そして「ダイナミックな絡み合いの産物」としてのこころのありようは、子どもと母親との「あいだ」に立ち上がり、不断に変容を遂げていくものとして捉える必要がある。

筆者が「関係」のなかで「発達」の「障碍」を捉えなければならないと主張するのはそのような理由に依っている。アンビヴァレンスはまさにそのようにして初めて捕捉することが可能になったのだ。

では「素質と環境のダイナミックな絡み合い」はいかにすれば捕捉することができるか。そのためには「関係をみる」ことが不可欠である。なぜならそのことによってはじめて関係病理を見出すことができるからである。

日常多くの臨床家が依拠している「個をみる」臨床と「関係をみる」臨床が根本的に異なるのは、一言で申せば、前者は「リアリティとしての現実をみる」ことで、後者が「アクチュアリティとしての現実をみる」ことにある。

アクチュアリティとしての現実を捉えるために臨床家はいかなる態度を要請されるかといえば、面接全体の流れのなかで患者と治療者とのあいだに何が起こっているのか、両者のこころはどのように動いたのかを捉えることである。時々刻々と変化し続けるアクチュアリティとしての現実を捉えることはそのようなことを意味する。

内海の先の問いに対する筆者の回答を端的に述べると、内海が想定している子ども側のレディネス（たとえば、〝人間に関心を向ける力〟など）は、「関係をみる」臨床の立場からいえば、筆者はそこに子どものアンビヴァレンスを、そして同時に母親のアンビヴァレンスをも掴み取っている。つまり、そこに筆者はすでに関係病理を見て取っていることになる。それは〝人間に関心を向ける力〟の脆弱性などという子どもの側の素質に帰することのできない、素質と環境のダイナミックな絡み合いの産物だということである。内海のそれは子どもの側に原因を帰するという個体能力発達（障碍）観に根ざしたものの見方である。それと対比して言うならば、筆者のそれは関係発達（障碍）観ということができるのである。

ここにも多くの臨床家が発達障碍を考える際にはまりやすい陥穽を見てとることができるように思う。

＊19　ある事柄をなりたたせている条件（あるいは原理や原因）を考えても、その条件をなりたたせているための条件が、同じ論拠でまた求められねばならず、さらにその条件へと、無限にさかのぼらざるをえなくなることをいう。（『哲学事典』平凡社、一九七一、一三六七頁より）

文献

Ainsworth, M. D. S., Blehar, M. C., Waters, E. & Walls, S. (1978). *Patterns of attachment: A psychological study of the strange situation*. Hillsdale: Lawrence Erlbaum Associates.

Kanner, L.(1943). Autistic disturbances of affective contact. Nervous Child, 2, 217-250. 十亀史郎・斎藤聡明・岩本憲訳（一九七八）『幼児自閉症の研究』黎明書房．第1章「情動的交流の自閉的障害」（一〇-五五頁）

小林隆児（一九九九）『自閉症の発達精神病理と治療』岩崎学術出版社．

小林隆児（二〇一四）『「関係」からみる乳幼児期の自閉症スペクトラム―「甘え」のアンビヴァレンスに焦点を当てて―』ミネルヴァ書房．

小林隆児（二〇一五ａ）『あまのじゃくと精神療法―「甘え」理論と関係の病理―』弘文堂．

小林隆児（二〇一五ｂ）「書評　鷲見聡著『発達障害の謎を解く』」そだちの科学、二五号、一〇八-一〇九頁．

小林隆児（二〇一六）『発達障碍の精神療法―あまのじゃくと関係発達臨床―』創元社．

小林隆児（二〇一七）『自閉症スペクトラムの症状を「関係」から読み解く』ミネルヴァ書房．

鷲見聡（二〇一五）『発達障害の謎を解く』日本評論社．

内海新祐（二〇一七）「書評　小林隆児著『自閉症スペクトラムの症状を「関係」から読み解く―関係発達精神病理学の提唱―』」乳幼児医学・心理学研究、二六巻、一四五-一四六頁．

第3章

おとなの発達障碍問題の混沌とした状況を紐解く鍵

一　おとなの発達障碍のコミュニケーション問題の背後にあるもの

1　〈患者－治療者〉関係で臨床家が抱く違和感

発達障碍の根拠としての障碍特性

おとなの発達障碍の診断の重要な手がかりとされてきた障碍特性とは何を指すか。

その多くは自閉症スペクトラムの診断基準に該当するもので、具体的には、対人関係の質的問題（対人回避的である、情緒的関わりが困難であるなど）、コミュニケーションの質的問題（ことばの字義的理解はできるにもかかわらず、話し手の意図が伝わらない、場に不釣り合いな言動など）、そして行動上の問題（こだわり行動やオタク的な行動など）である。

先の章で筆者は、発達障碍に特徴的とされてきた言動の多くが「関係」の視点から捉え直したとき、アンビヴァレンスへの対処行動として意味付けることができることを示すとともに、それらがこれまで精神医学では症状として捉えられてきたことを述べた。

それゆえ、子どもであれおとなであれ、発達障碍の障碍特性とされるものの多くはアンビヴァレンスへの対処行動として理解することができるということである。

臨床家が抱く違和感――「発達障碍感」

ただ、ここでぜひとも考えてみたいのは、臨床家が発達障碍を疑う際の「発達障碍的」などと表現される違和感とはどのような内実を孕むものかということである。面接で関わり合いを持とうとすると、臨床家はどうもしっくりこない感覚を抱くからである。統合失調症の「プレコックス感」[*20]に倣えば「発達障碍感」とでもいえるものである。障碍特性を「関係」からみることによって、その背後にいかなる問題が潜んでいるかが見えてくると思われるからである。

２　コミュニケーション構造を考える

言語的コミュニケーションと非言語的コミュニケーション

その手始めに取り上げたいのは、関係ないしコミュニケーションの二重性である。これまで一般に、コミュニケーションは言語的コミュニケーションと非言語的コミュニケーションに分類されて考えられてきた。前者は話し言葉によるもの、後者は身振りや表情によるものである。じつはコミュニケーションをこのように理解する限り、発達障碍問題の核心を捉えることはできない。

当事者も気づかない次元でのコミュニケーション

指摘されれば誰でも気づくことであるが、われわれには意識しない次元でいつの間にか互いに影響を及ぼ

＊20　リュムケ Henricus Cornelius Rümke(1983-1967) が提唱した、統合失調症の患者との面接で治療者の内面に喚起される独特な感情を指し、診断の際に重視されていた。中井（一九八四）に詳しい。

し合う関係が常に働いているものである。

たとえば、ある人の前に立つと思わず身が引き締まる、思わず後ずさりする、ある人の話を聞くと思わず耳を塞ぎたくなる、ある人の話し方に対して慇懃無礼だと感じるなどである。われわれは人と関係を持つとき、さほど意識しない次元で思わず反応するということは常に起こっている。日常会話でも同じことがいえる。何気ない朝の挨拶を交わしているとき、「今日はいつもの様子と違う。何かあったのでは」などと親が子どもの一言を聞いただけで察知することがあるのは好例である。

当事者自身は意識的に伝えようとしているわけではないが、いつの間にか相手に伝わる、相手に響く、そんな次元でのコミュニケーションである。ことばのない段階からすでに、当事者双方とも意識しない次元で互いになんらかの影響を及ぼし合うといった性質のコミュニケーションが立ち上がっているものなのである。筆者はこのような次元のコミュニケーションを、これまで情動的あるいは原初的コミュニケーションと称してきた。

理性的コミュニケーションと感性的コミュニケーション

従来のコミュニケーションとの比較で双方の特徴をまとめたものが**表2**である。

言語的／非言語的コミュニケーションはともに意識水準で営まれているが、筆者のいうそれに、意識下つまりは当事者の意識しない水準でのコミュニケーションという決定的な差異がある。両者をわかりやすいように対比的に表現すれば、前者は理性的、後者は感性的コミュニケーションと称することもできるものである。

表２　コミュニケーションの二重性と知覚特性（小林、2016、一部改変）

コミュニケーションの二重性		知覚特性	分化度	発達段階
感性的	情動的（原初的）/ヴォーカル	原初的知覚	未分化	乳幼児期早期に優位 発達障碍では優位になりやすい
理性的	言語的 / 非言語的	視覚、聴覚を中心とした五感	高度に分化	言語発達とともに優位になる

前者は人間において高度に分化した知覚（視聴覚）が、後者では未分化で独特な知覚（原初的知覚）[*21]が重要な役割を担っているところに大きな特徴がある。前者のコミュニケーションが十全に機能するためには、言語の発達が不可欠であるが、発達障碍においてはこの水準のコミュニケーションになんらかの問題が生じる。それが発達障碍問題を形作っているが、ここでとりわけ重要なことは、後者のコミュニケーションが優位に機能しているところにある。

＊21　五感（視覚、聴覚、味覚、嗅覚、触覚）のような分化した知覚とはその性質を大きく異にし、発達早期の未分化な段階で優位に機能している知覚である。一見すると五感に分かれて知覚されていると思えるような知覚刺戟であっても、すべての刺戟に通底する、動きの変化、つまりはその大小、強弱、リズムなどを鋭く知覚するという独特な性質を持つ。発達につれ、こうした知覚は背景に退くが、生涯にわたって人の知覚体験を厚みのあるものにする上で重要な役割を担っている。アリストテレスのいう「共通感覚 sensus communis」と同義と考えてよい。原初的知覚としてよく知られているものとして、力動感 vitality affect（Stern, 1985）と相貌的知覚 physiognomic perception（Werner, 1948）がある。前者は五感で感知するあらゆる刺激に通底する動きの変化、つまりはその大小、強弱、リズムなどをするどく知覚するという独特な性質を示すが、後者は生命を持たない対象にさえまるで生き物であるかのように感じ取るところに特徴を持つ。

感性的コミュニケーションは生涯にわたってコミュニケーションの基盤をなす

発達的にみていくと、まずは感性的コミュニケーションが立ち上がり、それを基盤にして理性的コミュニケーションが分化と発達を遂げていく。そこでとりわけ重要なことは、生涯にわたって感性的コミュニケーションはコミュニケーションの基盤をなして脈々と息づいていることである。このコミュニケーションは通常当事者には気づきにくいものであるため、ついそのことが看過されやすい。しかし、発達障碍といわれる人たちの多くは全身でそれを感じ取って反応しているものである。

二者間のコミュニケーションをめぐって様々な問題が起こるのは、ほとんどこのコミュニケーションの二重性ゆえである。なぜなら大人はどうしても意識的に言語的／非言語的次元に頼ろうとすることから、子どもとの間にコミュニケーションのずれが生じてしまう。

関係病理が生まれやすいのはコミュニケーション構造自体に問題を孕んでいるからである。「関係」を問題とすると母原病などと決めつけてかかるのは、悲しいかな、コミュニケーションの問題の本質をみようとしない実に瑣末《さまつ》で短絡的な思考だと言わざるをえない。

このように考えてみると、誰でも患者の語る言葉の字義にとらわれやすいのはよくわかる話であるが、臨床家がそれにとらわれている限り、筆者のいうところの精神療法は困難だといわざるをえない。

ヴォーカル・コミュニケーション

感性的コミュニケーションは、サリヴァン Harry Stack Sullivan（1954）が精神科面接においてその重要性を強調していたヴォーカル・コミュニケーション vocal communication とほぼ同義と考えてよい。なぜならヴォーカル・コミュニケーションでは話し言葉の字義（言葉そのものの意味）ではなく、言葉がどのように響くか、その情動的側面に注意を喚起していると考えられるからである。

この次元でのコミュニケーションを、実感をもって理解できるようになるためには、頭だけで考えていてはダメである。常日頃から気づきにくいこの次元のコミュニケーションへの気づきの感覚を研ぎ澄ますという努力が必要である。筆者がのちの第六章で取り上げる「感性教育」を試みるようになった動機はまさにそこにある。そのためには自分のなかでどんなことが起こっているのかを感じ取りながら、自らの意識体験に即して内省し、言葉にするという作業を繰り返し行う必要がある。

３　アンビヴァレンスは感性的コミュニケーションの次元での現象である

アンビヴァレンスと感性的コミュニケーション

情動不安としてのアンビヴァレンスは二歳台になると背景化し、対処行動が前景化すると述べたが、言葉を換えて言えば、アンビヴァレンスは意識下に潜在化し、当事者にも気づくことが困難なものとなるということを意味する。

先のコミュニケーションの二重性からみると、アンビヴァレンスは感性的コミュニケーションの次元で蠢いているということである。

アンビヴァレンスは「関係をみる」なかでしか捕捉することはできない

筆者がアンビヴァレンスという情動不安を関係病理として捉えることを可能にしてくれたのは「関係をみる」ことに依ってであった。そしてその関係の妙を「あまのじゃく」と表現した。

4 関係病理としての「あまのじゃく」(小林)と「隠れん坊」(土居)

「甘え」理論で有名な土居健郎(一九九七)は精神療法の本質を「隠れん坊」という遊びに喩えて次のように述べている。

精神療法の本質が隠れん坊だと私が言う意味は、この際患者は自分の病気の秘密を探し出すように治療者に仕向けられるからである。患者は言うなれば途方に暮れた鬼であって、それで治療者が助けに来たというわけである。しかし病気の秘密はもともと患者自身の中に隠れているのであるから、精神療法の隠れん坊は患者自身の心の中で行われると言うことができる。であればこそむつかしいので、治療者の助けが必要となる。時にはあたかも治療者が鬼で患者は治療者の眼を逃れようとしているように見える場合もあろう。あるいは患者の方が鬼になって治療者の秘密を探ろうとするように見えることもあろう。

(「隠れん坊としての精神療法」『「甘え」理論と精神分析療法』九五頁)

「あまのじゃく」と表現できるような関係の難しさがあるため、こちらが見つけ出そうとすると、相手は隠れてしまう。そのことを土居は「隠れん坊」と称したのだが、さらに重要なことを土居は指摘している。

精神療法では、患者自身の心の中にある秘密を自分で探し出さねばならないが、それは一人では困難であるため治療者の助けが必要であると述べつつも、「患者の方が鬼になって治療者の秘密を探ろうとするように見えることもある」と指摘しているところである。患者の秘密を解き明かすには、治療者自身の秘密をも解き明かす必要性に迫られるとの主張である。

このことについてさらに土居（二〇〇九）は晩年次のように述べている。

［集団療法の中で患者のアンビヴァレンスはどのようなかたちで捉えることができるかについて語る中で：筆者注］この甘えとアンビヴァレンスとは実は背中合わせなのである。（中略）それはしばしば非常に微妙な、それこそ言語化されないような、声の抑揚、身振り手振りといったような所作であることが多い。ただ、このような微妙な手掛かりを捉えるためには、治療者自身、十分「甘え」の心理に習熟していなければならないだろう。なによりも自分の甘えがわかっていなければならない。言い換えれば自分のアンビヴァレンスが見えていなければならない。そしてそれこそ最も困難なことであるといわなければならないのである。

（『臨床精神医学の方法』二六―二七頁）

土居は、患者のアンビヴァレンスという秘密を解き明かすためには治療者自らのアンビヴァレンスに気づいていなければならないとし、患者の秘密のみでなく治療者自らの秘密をも解き明かす覚悟が精神療法には必要だと述べているのはまさにそのことを指している。

「あまのじゃく」としての患者のこころの動きは、面接の中で治療者を前にしてまさに「隠れん坊」の如き動きを見せて、自分の本性（つまりはアンビヴァレンス）を隠そうとしている姿を示しているといえるのだ。

以上のようにみてくると、臨床家の抱く「発達障碍感」という違和感の背後には、日頃臨床家でさえ気づかないコミュニケーションの次元で関係が動いていることがわかるであろう。さらにそれが厄介なのは、こちらが見つけ出そうとすると、ことさら姿を隠そうとするところにある。発達障碍問題の難しさはそこにこそ潜んでいるのだ。

二 「関係をみる」ことについて考える

では「関係をみる」とは一体どのような臨床的営みなのであろうか。

これまで臨床家の大半は、患者個人のなかに病理を見出し、それに対して治療を考えるというように、「個をみる」ことを生業としてきたことを考えると、「関係をみる」ことがどのようなことなのか、おそらく実感が掴めないのではないか。

そこで「関係」とはどのような内実を孕んでいるかを考えてみよう。

1　「関係」は常に変化し続け、いっときも同じ状態に留まってはいない

われわれがいま生きている「現実」を考えてみると、そのことがよくわかる。目の前に様々な物が実在し、様々な物が目の前で動き、周りを多くの人たちが行き来している。このように目の前の世界をわれわれは「現実」として認識している。この世界は「何々がある」「何々が動いている」「誰々が何々をしている」などと表現するかたちで認識されている。動かしがたい現実そのものである。このような現実をリアリティというが、「現実」を表す言葉にはもうひとつアクチュアリティ[*22]がある。

アクチュアリティとしての現実はリアリティとはまったく性質を異にする。われわれは日頃意識しないだけで、常にアクチュアリティとしての現実を感じ取りながら生きているものである。時間の感覚を想起すればよくわかる。われわれの「時間」についての感覚には、一時間、二時間などという機械的に計測された時間としての「現実」と同時に、同じ一時間でもとても長くあるいは短く感じるという実感としての「現実」がある。同じ一時間でもそのように時と場合によって感じ方が大きく変わるのは、アクチュアリティとしての「現実」の感じ方に依っている。この感覚が失われた典型的な病態が離人症であることは精神科医のあい

＊22　「現実」を言い表す英語にはリアリティ reality とアクチュアリティ actuality がある。前者は事物的・対象的な現実で、われわれが勝手に作りだしたり操作したりすることのできない既成の現実を指す。それに対して後者は、現在ただいまの時点で途絶えることなく進行している活動中の現実、対象的な認識によっては捉えることができず、それに関与している人が自分自身のアクティヴな行動によって対処する以外ないような現実を指す（木村、一九九四、二八–二九頁）。

表３　コミュニケーションの二重性、現実、行動の価値判断、脳機能の局在性

（小林、2016、一部改変）

価値判断	意識水準	現実	大脳の局在	反応速度	知覚の精度
情動的価値判断	意識が介在しない（無意識、前意識）	アクチュアリティ	扁桃体（古皮質）	速	粗
理性的価値判断	意識が介在する	リアリティ	大脳皮質（新皮質）	遅	緻

だではよく知られている。

２　「関係」をアクチュアルに捉えることは「感じ取る」ことである

常に変化し続けるアクチュアリティとしての現実は「関係をみる」上での核心ともいえるものである。「関係をみる」ということは、このアクチュアリティとしての現実を捉えることに他ならないからである。

面接での〈患者－治療者〉関係において、あるいは眼前の母子関係においてその関係の特徴としての両者のこころの動きを捉えるためには、われわれ自身もその空間を共にし、その場に身を委ね、変化し続ける現実を味わうことが求められる。それはちょうど音楽を鑑賞するときの態度とよく似ている。アンビヴァレンスという情動の動きを感じ取ることは、まさにアクチュアリティとしての現実を捉えることなのである。

ここで参考までに、リアリティとアクチュアリティがコミュニケーションの二重性とどのような関係にあるかを示したのが**表3**である。両者は価値判断や脳機能の局在性においても明確に異なっている。筆者が両者を明確に分ける重要性を指摘しているのにはそれなりの根拠があってのことなのである。

以上のことからわかるように、「関係」をアクチュアルに捉えるためには、われわれ自身が自らの感性を通して体感して掴み取るしか術はない。つまり

「関係をみる」ことは「感じ取る」ことでもあるのだ。それも原初的知覚によって。

3　感性が十全に機能するためには「平等に漂う注意」（フロイト）が大切

ここで注意を要するのは、なんらかの考えにとらわれていると、この感覚はうまく働かないということである。この世界は音叉の共振にも喩えられるが、音叉は何かに触れていると振動しなくなる。それと同じ原理である。だから何事にもとらわれず、無我の境地とでも言ってよい心境になることが大切である。フロイトが精神分析での治療者の態度として強調した「平等に漂う注意」[*23]はまさにこのことを指していると筆者は思う。

これまで自然科学に倣って、「客観性」が大切だと自ら言い聞かせていた臨床家や研究者にとって筆者の主張は容易には受け入れがたいのではないか。なぜなら、筆者の主張は自らの主観にしっかりと向き合うことを奨励しているからである。感性的コミュニケーションはそのような性質をもつ世界だからである。理性を過度に重んじる人たちにはとても難しいのはそのためである。

4　臨床家も一方の当事者意識を持つことが求められる

ここで表1（二六頁）を思い出してほしい。そこに列挙した多様な対処行動は、われわれおとなであって

*23　フロイト Sigmund Freud が精神分析で被分析者の自由連想を傾聴する際の分析家の基本的な構えとして述べたもの。すべての先入見や予断や理論による取捨選択を排して、意識的影響を遠ざけ、素材を無意識的記憶にゆだねる態度をいう（藤山、二〇〇二）。

も時と場合によって似通った振る舞いをすることに気づくはずである。そんなことはないと反論する人こそ「あまのじゃく」だと言っていいかもしれない。

だから**表1**の「母親」の文言を「相手」あるいは「臨床家」に置き換えて考えてみるとよくわかる。「関係をみる」ことは、決して臨床家にとっても他人事ではない。一方の当事者意識を持つことが求められているからである。

三　なぜ言葉によるコミュニケーションは齟齬をきたしやすいか

つぎに考えてみたいのは、おとなの発達障碍が語られる際に必ずと言っていいほど取り上げられる字義通り性 literalness についてである。なぜこのような現象が起こるのか「関係」から紐解いてみよう。われわれが言葉によるコミュニケーションにおいて彼らとの間でなぜ齟齬をきたしやすいか、その理由が見えてくると思われるからである。

字義通り性、字義拘泥

字義通り性ないし字義拘泥は、言葉が使用されている文脈を考慮に入れず、聞いた言葉の字面の意味を忠実に受け止めて相手に応答するという、自閉症スペクトラム独特の言語発達病理と考えられてきたものである。母親に「風呂をみてきて」といわれた子どもが、ただ風呂を見てきたことだけを報告して、話し手の意図であるお湯が沸いたかどうかをみてこない、という例がよく引き合いに出される。

通常われわれは人の話を聞く際、相手が何を言わんとしているかを、話し言葉以外のもの、たとえば、表情や言葉に込められた情動、さらには話の流れ、つまりは文脈などを同時に感じ取りながら理解する。しかし、彼らは相手の感情の動きなどを感じ取ることが難しい。幼少期から他者と気持ちの触れ合う関係を回避し、それが彼らの対処法として身についているからである。

彼らが言葉を一言一句聞き漏らさず、字面を忠実に理解するように努めるのはそのためである。ではなぜこのような一見奇妙なコミュニケーションが生じてしまうのだろうか。

そこでまず考えて欲しいのは、本来言葉はどのようにして身につくのかということである。

身の回りの事象の意味を知るために不可欠な対人交流

われわれが自分を知り、他者を知り、世界を知る際、必ず言葉の力を借りなければならない。こころのありようは言葉を介してはじめて認識することができる。つまり、われわれは自らの意識体験を言葉によって気づくことができる。こころの病理と言葉の獲得過程は切っても切れない関係にある。

生まれたばかりの赤ん坊は自分の中に起こる体験も、さらには身の回りのすべての事象も、何を意味するか知らない。必ず養育者による濃密な交流のなかで、子どもはその意味を教えてもらう。そこで初めて気づくことができる。先に第一章で「理解のおくれの本質」を取り上げたのはそのことである。

何か生理的な不快感に襲われた赤ん坊に対して、養育者はなぜ泣いているのか、お腹が空いたのか、眠いのか、おむつが濡れて気持ちが悪いのかと気をかけて、あれこれ迷いながらもほぼ適切な世話を焼くようになる。その際、養育者は赤ん坊の気持に成り込んで「おなかがすいたのね」「ねむいのね」「気持ちが悪いのね」などと言葉をかけながら世話を焼く。

このような養育者と赤ん坊との濃密な交流があってはじめて、赤ん坊はそのときの不快な気分と「おなかがすいた」「ねむい」「気持ちが悪い」が繋がり、自分の気持ち（こころの状態）を言葉で認識する道筋が切り拓かれていく。

養育者の同一化と映し返し

言葉を育む上できわめて重要な鍵を握っているのが、赤ん坊の気持ちを感じ取り、赤ん坊になった気持ちになった（赤ん坊に同一化した）養育者が言葉で返すという営みである。それを映し返し（ミラーリング）という。

人間の生涯発達過程で自らの多様なこころのありようを言葉で認識する際にも必ず他者との交流において同様のかかわり合いが必要となる。ここで言葉を育む者に求められるのは、まずなによりも他者の気持ち（こころの動き、こころのありよう）を的確に掴むことである。これなくして他者のこころにふさわしい言葉を付与することはできない。

われわれ大人が子どもに言葉を教えようとするとき、先のことは決定的な意味をもつ。ある対象の意味を大人が子どもに教えようとすれば、子どもが対象にどのような関心や興味を向けているかを把握することが必ず求められる。われわれの常識的なものの見方を子どもに一方的に押し付けることはできない。対象のもつ意味は子ども自身の対象への興味のあり方と密接に相関しているからである。

行動の意図や動機が掴みがたい

したがって、生誕直後から養育者との関係に互いの気持ちが通い合うことの困難さが生じれば、当然言葉の獲得をめぐって深刻な問題が起こる。

その根幹にあるのは、発達障碍といわれる子どもたちがみせる、アンビヴァレンスゆえに、「甘え」をはじめとして自分を表に出すことへの強いためらいである。それゆえわれわれは、彼らが何をどうしたいのか、行動の意図や動機を掴むことが難しい。子どもに関わり言葉掛けをしようにもどうしたらよいかわからない。その結果、子どもは自分のなかに起こる事象の意味を把握することができないことになる。

このことが発達障碍の言語獲得をめぐる問題の基本にある。しかし、それだけではないところにこの問題を複雑にしている理由がある。

体験とズレた言葉が侵入してくる

発達障碍の子どもは、たんに自分の体験にふさわしい言葉を養育者から映し返してもらえないというだけではない。さらに問題となるのは、内心密かに思っているであろう気持ちとはズレたかたちで多くの言葉が養育者から投げかけられるからである。それらの言葉は彼らに否応なしに飛び込んでくる。一方的に侵入し、それにいとも簡単に動かされてしまうのだ。

その典型的な例は後述する第４章（九一頁）に記載した二一歳男性である。

筆者に肩を揉んでもらい、気持ち良さそうにしていた男性が母親の一言によって容易に動かされ、まるでそれが不快なことであるように豹変している。言葉のもつ恐ろしさがそこにある。

自分の実感と言葉とが一致しない状況にあって、つぎつぎと入ってくる言葉を彼らはどのように聞き、理解しようとしているのであろうか。

言葉とそれが発せられた文脈とを重ね合わせて取り入れることはできないとき、彼らがとる戦術の一つが、辞書を引くようにして逐語的に言葉を理解することである。これこそ字義通り性の本体である。

言葉の意味は文脈に規定される

われわれにも心当たりがあるはずである。英語の学習の際、わからない文章を前にして、英語の辞書を引いて片っ端から単語の意味をメモして読み解こうとした経験はないだろうか。このような学習では英語の読解力は身につかない。単語の意味は文脈に規定されているため、文脈を読み取ることが先決だからである。

このようにみていくと、彼らが話し言葉よりも書き言葉に頼りがちになるのも頷ける。なぜなら話し言葉は語り手の情動が濃厚に加味されているため、その意味を読み取ることがより一層難しくなるからである。

字義通り性は関係病理によって必然的に生まれたものである

われわれの日常用いる言葉がいかに字義通りでないか、振り返ってみるとすぐに気づかされる。慇懃に挨拶されたり褒められたりすると、何か魂胆があるのではないかと疑心暗鬼になる。言葉の背後に何かを感じているゆえの反応である。言葉は一筋縄ではいかない難しさがあることがわかるであろう。よってある意味では字義通りに理解する方がそのような混乱を避けることができて多少なりとも安心だともいえるのである。

字義通り性という現象は、関係病理に基づく言葉の学習過程で必然的に生まれてくるものだということができるのである。

臨床家は彼らの言葉を字義通りに受け止めていないだろうか

以上のようにみていくと、おとなの発達障碍問題において、日頃の〈患者－治療者〉関係で、臨床家でさえ意識化することの困難な次元でのコミュニケーション世界で一体何が起こっているかに気づくことがいかに重要かが多少なりともおわかりいただけるのではなかろうか。

精神医学のグローバル化によって、臨床家は国際診断基準に依拠することが必須となっている。そのため臨床家の多くが診断基準に該当する症状を見出すことには熱心だが、〈患者－治療者〉関係で起こっていることなどにはまったくといっていいほど関心を向けることがないのではないかと危惧される。

現に、症状ばかりに目が行き、患者の言葉の字義にばかりとらわれ、頭で考えることしか能がないのではなかろうかと思われるような臨床家を目にすることが増えている。

発達障碍が疑われる患者とのコミュニケーションにおいて、じつは患者は感性的コミュニケーション次元で反応していることが多い。しかし、臨床家はそれにまったくといっていいほど気づかない。そのような両者間のズレが日常的に起こり、悪循環がつきまとっている。

残念ながら、筆者がＭＩＵで発見した母子関係の病理は、周囲の〈患者－治療者〉関係においても同じように発見することができる。われわれこそ日頃彼らの言葉を字義通りに受け止めていないか、振り返ってみる必要がある。

よみがえる昔の記憶——印象的なエピソードから

今振り返ると、医学生時代から取り組んでいた自閉症療育キャンプでじつに貴重な経験を積んだものだと改めて思い返すことが少なくない。

そのなかに一つ印象的なエピソードがある。

ある年の大分県九重飯田高原での三泊四日のキャンプの最後の夜だった。

当初の予定では屋外で焚き火を囲んでのキャンプファイアだったが、その日はあいにく雨が降っていたため、屋内でのキャンドルサービスに変更となった。

全員、ロウソクを手に持ち、厳粛な雰囲気の中で、静かに会場に集まり、輪をつくった。今から開会が宣言されそうになったその時だった。

小学校高学年の女の子が急に「オシャベリシテハイケマセン」「オシャベリシテハイケマセン」と繰り返し絶叫し始めたのである。

厳粛な雰囲気にいたたまれなくなって、このような叫びを発したのだと気づいたが、彼女の言葉「おしゃべりしてはいけません」はいつも周囲のおとなに言い聞かせられていたものだったのだろう。だから彼女なりに懸命に黙っていようと努めていたが、限界がきたための叫びだったのだろうと、今でも思い出す。

彼女は「オシャベリシテハイケマセン」と言いながら（自分に言い聞かせながら？）大声でおしゃべりしている。言葉だけをみれば、随分とおかしな光景ではあるが、この時、筆者のこころに響いたのは、字義としての「おしゃべりしてはいけません」ではなく、このようなかたちで発せられた彼女の耐えがたい苦痛であった。

これと同じような光景を思い出す。同じく医学生時代の記憶である。ある幼稚園の運動会にボランティアとして手伝いに行ったときのことである。筆者がよく知っている自閉症の子どもが通っていたためである。

多くの園児が運動場を一周する種目が始まった。ピストルの合図で全員が一斉にかけっこを始めた。筆者は観客席からその様子を見ていたが、すぐに一人だけおかしな行動を取っている子どもが目に付いた。

自閉症の男の子だとすぐにわかったが、彼はみんなとは反対方向に駆けていたのである。

筆者はそれを見て、その時は自閉症の子らしいなと、ほほえましくも思ったが、今からみれば、典型的な「あまのじゃく」な行動であることがよくわかるエピソードである。

なぜ今筆者がこのエピソードを思い出したかといえば、キャンプファイアでのエピソードと同じ反応だと気づいたからである。「オシャベリシテハイケマセン」と言いながら、じつは大声でおしゃべりしている。そこにも筆者は同じように「あまのじゃく」心性を見て取ったからである。

精神療法の命綱は患者と臨床家の「あいだ」にある

おとなの発達障碍問題の混沌とした状況を紐解く鍵をいくつかの視点から解説してきたが、要はこれまでほとんど看過されてきた「感じ取る」ことに目を向けることである。こころの臨床に従事している臨床家にとって精神療法（面接）は命綱ともいっていいものである。そこでは、たとえ目には見えなくても、患者と臨床家の「あいだ」に立ち上がるこころの動きを感じ取ることが求められる。

「精神科は絶対的に精神療法的なものが入らなければ嘘だと思います。薬だけの臨床は嘘です。それでは獣医と同じです。いくら研究して、いろいろなことを生物学的に理解できても、患者と話ができない医者は私は獣医だと思います」と言い切ったのは土居[*24]（二〇〇九）である（『臨床精神医学の方法』一五四頁）。精神科臨床に従事する者として常にこころに刻んでおきたい言葉である。

追補二　うつ病と発達障碍

昨（二〇一七）年、筆者は第十四回日本うつ病学会総会で、シンポジウム「発達障碍の成り立ちから考えるおとなのうつ病治療」で発表する機会を得た。そこで筆者が非常に興味を覚えたのは、同じくシンポジストとして登壇した徳永（二〇一七）の発表内容であった。

氏は民間精神病院でわが国で最初にストレスケア病棟を創設し、うつ病の入院治療を始めた。その長年の経験の蓄積から、今日のうつ病患者には発達障碍を疑わざるをえない例が少なくないことに気づき、当日「大人の発達障害とうつ病治療」と題して発表していた。以下抄録集からの引用である。

精神疾患の軽症化が指摘され、精神運動興奮による統合失調症や躁状態の入院が明らかに減少してきている。変化はうつ病にも及び、メランコリー親和型のうつ病が減少し、その多様性や発達障害の議論が盛んになっている。

＊24　ひょっとすると、獣医こそ動物に語り掛け、対話ができるとの主張があるかもしれない。その意味からすれば、「獣医以下」ということになる。

当院は一九八九年にうつ病専門病棟を開設し入院治療を行ってきた。入院治療では予想外のことであったが、依存（「甘え」：筆者注）へのアンビヴァレンスと感情抑圧からくる選択的な攻撃性がテーマとなって展開されていった。

アンビヴァレンスは、家族会調査からも明らかになり、職場での強迫的な過剰適応と、対照的な家庭での配偶者への攻撃や無視といった二面性が認められた。外と内との区別された二面性は、二四時間体制での入院治療では使い分けができにくく、攻撃性が出やすかった。実際、社会性の高いメランコリー型でも、選択的に特に看護スタッフに攻撃が向き、当初は対応に戸惑った。スタッフの疲弊も大きく、個別的に病態理解を深め、チーム対応の構築が急務となっていった。治療では、看護スタッフが患者側の攻撃を受容しながら、アンビヴァレントな細かな感情や行動の変化を見逃さない工夫が求められた。回復の結果、執着性や過剰適応の背景にある感情抑圧は幼児期までさかのぼることが患者から語られた。

時代が移ると、うつ病の変化とともに攻撃性の顕在化が指摘され始めた。他罰性や攻撃性、状況依存的な症状の変化、自己愛傾向、更には発達障害などである。また発達障害の診断がつかなくても発達に偏りをもつうつ病も多い。従来のうつ病でも攻撃性がテーマであったが、最近の発達に課題を持つ攻撃性や他罰性の強いうつ病であっても、依存へのアンビヴァレンスが認められ、回復と共に内省化と攻撃性の減少がみられた。つまり、治療経過から見れば、メランコリーも最近のうつ病もアンビヴァレンスが共通する課題と考えるに至っている。最近の治療結果（N＝410名）は、入院時／退院時のハミルトン症状評価尺度は23.1/6.1であった。ただ次第に言語を通しての対応が機能しにくくなってきている点は見逃せない。そこには、言語対応以前の安心感や安全感のなさが横たわっていると考えられる。スタッフとのあいだに安心感が芽生えると初めて自己の問題に向き合える変化が認められている。最近のうつ病治療には発達や育成の視点が必要だということである。

変化は患者だけでなく、治療者にもおこることが判ってきた。治療するスタッフは患者の攻撃性の中に、自身の問題が投影され、しばしば葛藤状態に襲われる。その一方で、患者の攻撃性に向き合うことで、患者の葛藤の処理や人格の成長に伴い、看護スタッフにも自己の人格の成長がみられる結果がでている。

入院治療で治療スタッフがまず直面した問題は、「依存（甘え）へのアンビヴァレンス」だったという。まさに「甘えたくても甘えられない」心理が入院生活の中で露呈してきたことがわかる。

具体的には、建前としての適応の良さ（日頃の職場での姿）と本音としての攻撃的言動（日頃の家庭での姿）である。後者の攻撃的言動はアンビヴァレンスからもたらされた強い欲求不満の顕在化として捉えることができるが、これこそ筆者が**表１**（二六頁）に取り上げた「ことさら他人を困らせる行動をすることによって自分への関心を引く」対処行動である。

入院治療でこの攻撃的言動への対応が治療スタッフにとって最大の懸案事項となっているが、看護スタッフが中心になってこの攻撃性に根気強く対応することで次第に収束するとともに、「抑うつ」からの回復、そして内省をもたらしていることがわかる。

ここで最も注目したいのは、徳永が述べている「アンビヴァレントな細やかな感情や行動の変化」を見逃さない工夫を強調していることである。これこそ、筆者が述べた「アンビヴァレンスは背景化して潜在化するが、身体次元ないし情動次元のコミュニケーションにおいて掴むことができる」こととぴったり符合する。

ここにわれわれ臨床家が学ぶべき重要なポイントがある。

そしてこのことが誰にとっても一筋縄ではいかない難しさを併せ持っていることが最後に述べられている。「スタッフは患者の攻撃性の中に自身の問題が投影され、しばしば葛藤状態に襲われる」ことについてである。アンビヴァレンスに焦点を当てた精神療法の難しさはこの点にある。アンビヴァレンスへの気づきは、自分の内面を通してしか感じとることができない。そのためにはまず臨床家自身もこのアンビヴァレンスを体験的にモニタリングすることが求められる。精神科治療は治療者自身の生き方も見つめ直すことを求めるものであることが徳永の経験知として語られている。

「いい子になる」という対処行動

多様な対処行動の中でも特に注目したいのは、養育者の期待に応えることによって自分を認めてもらおうとする対処行動、すなわち「いい子になる」というものである。このような対処行動は多少なりとも身に覚えのある人たちも少なくないであろう。この種の対処行動は先々過剰適応の傾向を助長する。うつ病の患者たちの多くがその傾向を持つことはよく知られてきた。

「甘え」のアンビヴァレンスがなぜ抑うつを生むか

では彼らがなぜ抑うつを呈するようになるかといえば、乳幼児期から強いアンビヴァレンスを体験している人たちは、「甘え」のみならず、様々な感情、情動を自由に表出することに強いためらいが働く。それが結果的に情動の機能不全をもたらし、抑うつを呈するようになると考えられるのである。

文献

土居健郎（一九九七）「隠れん坊としての精神療法」『「甘え」理論と精神分析療法』金剛出版、九一-九九頁．

土居健郎（二〇〇九）『臨床精神医学の方法』岩崎学術出版社．

藤山直樹（二〇〇二）「平等に漂う注意」小此木啓吾ら編『精神分析事典』岩崎学術出版社、四一七頁．

木村敏（一九九四）『心の病理を考える』岩波書店．

中井久夫（一九八四）「プレコックス感」飯田真・笠原嘉・河合隼雄・佐治守夫・中井久夫編『岩波講座　精神の科学〈別巻〉諸外国の研究状況と展望』岩波書店、一六九-一九〇頁．

Stern, D. (1985) *The interpersonal world of the infant: A view from psychoanalysis and developmental psychology*. New York, Basic Books. 小此木啓吾・丸田俊彦監訳、神庭靖子・神庭重信訳（一九八九、一九九一）『乳児の対人世界　理論編／臨床編』岩崎学術出版社．

Sullivan, H. S. (1954). *The psychiatric interview*. New York, W. W. Norton. 中井久夫・松川周悟・秋山剛・宮崎隆吉・野口昌也・山口直彦訳（一九八六）『精神医学的面接』みすず書房．

徳永雄一郎（二〇一七）「おとなの発達障害とうつ病治療」第十四回日本うつ病学会総会シンポジウム（東京、京王プラザホテル、二〇一七年七月二十一日）発表抄録．

Werner, H. (1948). *Comparative Psychology of Mental Development*. International University Press, New York. 鯨岡峻・浜田寿美男訳（一九七六）『発達心理学入門』ミネルヴァ書房．

第4章

発達障碍当事者の体験を「関係」から読み解く

自閉症スペクトラム障碍（以下ＡＳＤ）を代表とする発達障碍は、外部他者からはその実態を把握することが難しい。その意味で成人になった当事者が自らの言葉でその体験世界を述べることは、当時の研究者のみならず誰にとっても大きな衝撃をもって受け止められた。その代表的なものがドナ・ウィリアムズ Donna Williams（1992）の一連の書である。その後も世界で当事者の手によって体験談が次々と出版された。その流れとは異なる当事者研究がわが国独自のかたちでも始まった。それは単なる体験世界の描写にとどまらず、体験世界を研究者とともに従来にない視点で深めようとするものである。そのはしりとなったのが綾屋紗月・熊谷晋一郎著『発達障害当事者研究』である。

本書は成人ＡＳＤの症状について著者の一人である綾屋が当事者の立場から論じたもので、その内容も当事者ならではの迫真性がある。

まずはその概要を紹介しよう。

四歳のころから自分という存在に疑問を持ち続けていた綾屋は、自分の障碍（病気）はアスペルガー症候群の診断に当てはまると知ったとき、一時の安堵を得たが、ほどなくして表面に出てくる症状（言動の特徴）からアスペルガー症候群として診断されるのは、たしかにそうかもしれないが、なぜこのような症状が出るのか、これまでの学説を学んでも納得がいかないことに気づいた。

そこで綾屋は同じ苦悩を体験している当事者との語り合いを通して、従来の発達障碍研究とは別の切り口からその概念をとらえなおしたいという強い動機に駆られて本書を書くことになった。その中でもとくに、従来の学説ではコミュニケーション障碍を一義的としながらも、二者関係でのコミュニケーションの当事者双方を問題として取り上げないところに強い疑問を持ったことが大きな動機であった。

そこで綾屋はとくに自分自身の体験を可能な限り詳細に記述することを通して、新たな仮説を提案している。その仮説は、綾屋ら自閉圏（ＡＳＤ）の人間は「意味や行動のまとめあげがゆっくり」だとするものである。

その理由は、均質の多量な刺戟（情報）が身体内外から押し寄せることによって感覚飽和により大混乱に陥り、自らの感覚と欲求を頼りに判断し行動することが困難な状態に陥る。そして、この身体（で感じる）感覚には「快不快をともなう気持ち」がついてくる。さらには、その体験は侵入的なものに感じられるために、恐怖が襲って来るという。

綾屋は独特な（知覚）感覚体験を詳細に論じ、かつその際の内面のこころの動きをも見事に表現しているために、読者は綾屋の体験世界を想像することができる。

以下、この書の内容のポイントを筆者なりに絞り、「関係」の視点から読み解いてみよう。

一　均質の多量な刺戟（情報）が身体内外から押し寄せる――原初的知覚体験

これは綾屋の独特な体験の柱としてあらゆる症状の根幹にあるという。綾屋の説明によれば、感覚飽和とは、「大量に刺戟が感受されすぎて、たくさんの感覚で頭が埋め尽くされている状態」を意味する。それによって綾屋は大混乱に陥り、自らの感覚と欲求を頼りに判断し行動することが困難な状態に陥る。身体感覚には「快不快をともなう気持ち」（一八頁）がついてくる。その体験は侵入的なものに感じられるために、恐怖が襲って来るという。筆者に言わせれば、感覚の意味がわからないがゆえに当事者の不安は一層増強し、感覚過敏にも拍車がかかるという悪循環がそこに生まれているのだ。

これは筆者がすでに第三章で取り上げた原初の知覚体験[*25]の性質をよく示している。原初的知覚に基づく体験は必ず同時的に情動の変化を伴うが、それは未分節な体験様式で、「知覚」と「情動」というように分けて考えることはできず〈知覚－情動〉体験としか表現できない性質のもので、「快不快をともなう気持ち」が同時に立ち上がるのはそのためである。

その点について綾屋は「身体感覚」と「心理感覚」（一八頁）を分けて説明しているが、この種の現象は心身未分化の事態を示しているのであって、このように分けて論じること自体積極的な意味をもたない。未分化な知覚体験であると理解することによって綾屋の独特な体験は以下のように説明することができるからである。

感覚飽和はなぜ生じるか、それを生み出す背景を考えなければならない。綾屋の苦悩は、無限とも思えるほどの身体内外から生じる刺戟が等価値のもとに自分の中に押し寄せて来ることにある。「健常者」においては、通常本人自身の動機、意図、ないし欲求によって刺戟は絞り込まれ、それに該当しない刺戟は背景化し、関心に沿ったかたちで対象は前景に浮かび上がって図化し、意味あるものとして知覚される。それゆえ「健常者」には感覚飽和という体験はまず起こらない。

このような話を聞くとつい器質的原因を想定したくなる誘惑に駆られそうだが、じつはそうではない。そうした絞り込みが困難である背景には、当事者自身の動機、意図、ないし欲求が定まらないという問題があるからである。それは綾屋によってつぎのように語られていることからわかる。「対人関係においてつねに孤立感を抱くとともに、心の中では人と繋がり合いたいという気持ちを抱き続けている」という。

筆者はこの綾屋の語りにアンビヴァレンスを見て取ることができるが、このことによって当事者は何か行動を起こそうにも、自分の欲求が定まらないゆえ、対象刺戟の持つ属性も絞り込むことができず、必然的に当事者にとっての対象のもつ意味も定まらないことになる。よって、当事者の感覚体験の特異性をもたらす背景要因として、対人関係におけるアンビヴァレンスが強く働いているということである。

二　〈したい性〉と〈せねば性〉双方間で判断ができない――アンビヴァレンス

さらに綾屋は、自らの〈～をしたい〉欲求と〈ねばならない〉というしがらみの間で揺れ動き、判断し行動することができないという。それを綾屋は「行動のスタートボタン」（二五頁）の問題と称している。その際、綾屋は「行動を規定する（パターン化）ことによって、それ以上混乱が生じない歯止めを生むための

＊25　脚注21（五一頁）を参照。

対処法」を見出している。

さらに、「おなかがすいた」以外の身体内外の情報をなかなか潜在化できないため、「食べたい」と「食べたくない」相反するふたつのボタンが立ち上がってしまい、どちらのスタートボタンを押すか決められなくなる。「食べたいけど食べたくない」というように、行動がフリーズするともいう。

綾屋は自己意識をよく言語化していてほとほと感心させられるが、ここに描写されている心理は、筆者が中核の精神病理としているアンビヴァレンスそのものをじつに鮮やかに示している。アンビヴァレンスは、たんに「甘え」という情動のみでなく、生理的欲求、本能的欲求すべてに及ぶことは、筆者（小林、二〇〇一）が強度行動障碍の治療に取り組んだ時に発見した知見である。それが明らかになったのは、行動障碍の引き金になるのはどのような要因かを検討した時であった。具体的には以下のような内容である。

①生理的欲求が高まったとき……尿意や便意を催してトイレに行きたくなったとき、食べ物のおかわりが欲しかったとき、嫌いなものが皿に盛られていたとき、身体の痛みやかゆみが生じたときなど

②「甘え」欲求が亢進したとき……なにか不安で心細くなるとき、相手をしてほしい気持ちが強まるとき、嫉妬の感情が起こるときなどである。

③不快な刺戟を受けたとき……何が不快な刺戟かを容易に判断することができない。とくに留意する必要があるのは、われわれには些細な刺戟や変化であっても彼らには不安を誘発し不快なものとして知覚されやすいことである。

④他者の不快な情動に容易に共振する……乳児の泣き声にパニックを起こすことはよく知られているが、他

者の不快な情動が彼らにたちどころに共振して、まるで自分自身の体験であるかのように反応し、行動障碍が誘発されることがある。
⑤快の情動興奮……うれしくて快の情動興奮が生じていると思われる心的状態であっても行動障碍が誘発されることがある。

これらの特徴をみると、いかに彼らの情動知覚体験において快／不快の分化がなされていないかがよくわかるが、そのことがアンビヴァレンス心性と深く関連していることを見過ごしてはならない。

三　いつもと違うと感じても、どのように行動したらよいかわからない
——自明性の問題

われわれの日常生活は一見同じような繰り返しに見えても、実際にはどれ一つとして同じものはなく、すべてにおいてなんらかの違いがあるものである。そのような日常において、綾屋は「いつもと違うと感じても、どのように行動したらよいかわからない。それゆえ、パターン化した行動をすることによってそれ以上混乱しないように歯止めをかける」という。これはまさに統合失調症において基本障碍として重視されてきた「自明性*26」の問題そのものである。あらゆる動作を一つひとつ意識しないと遂行できない、自然に振る舞

えないという苦悩である。

「自明性」の問題は統合失調症のみならず、ＡＳＤにおいても出現することを筆者は以前報告したことがある（小林、二〇〇三）。その際、取り上げた事例によって語られた内容を以下に示す。

●二六歳　女性

……メモに以下の内容を記して筆者に手渡し、日常動作すべてにわたって、いつも悲しみが襲ってくることを、以下のように切々と訴えていた。

「私毎日毎日ずーっと悲しみが続きっぱなしで洗たくの時でも部屋の掃除の時でもぞうきんで廊下を何回かをふく時でも朝，昼晩ご飯食べる時でも食事の後茶わんやおわんや小皿大皿こばちコップ湯のみみんなのおはしスプーンぜんぶ洗って乾燥機に入れる時もふとん干したり又直す時でもしょっ中私の時計見る時でも昼ねや夜ねてふとんの中に入って空気を吸う時でも夜ねる前ふとんしく時でも朝起きてふとんをたたむ時でも自分の服を着る時でもふろに入る前服をぬいでたたむ時でも朝パン食べた後牛乳を飲む時でも何か音楽を聞いてレコードやＣＤやテープを聞いて曲を変える時でもふろに入ってまずマタ（股）の所を洗うのに湯をくむ時でも顔体洗う時でも髪を洗って何回も湯をくんで髪に注ぐ時でも朝晩私化粧水や乳液つける時でも私の目まぶたを二え（二重）まぶたをする時でも髪をくしでとかす時でも朝晩歯みがきをする時でも自分の楽書き（落書き）ノートをいつも見てページをめくる時でもふろを洗うのにたわしできれいにこする時でも兄が休みの時に兄が新聞をよく見てページをめくっていく時でも私寒い時にストーブをつけもし火が出た時回す時でもみんな悲しみがずーっと続きっぱなしです……」（句読点がなくて読みづらいが、彼女のメモに記された通りに記載している。括弧内は筆者が加筆したものである）。さらには歩く時にも「ころばないように気をつける。右足だったり、左足だったり」（彼女の言）というふうに意識的に動作をしないと移れないというのだった。そんな娘の訴えを聞いた母親は「どうも何をするように言っても、すぐに動作に移れない。何をするのもしんどいようだ。意識的にやらないと何もやれないようだ」と。

（『自閉症スペクトラムの症状を「関係」から読み解く』一二二頁）

通常われわれが体得している（身につけている）振る舞いの大半は、一つひとつ具体的に言葉で説明してもらいながら習得するようなものではない。何気ない他者の振る舞いに同調するようにして身体が自ずと経験的に学習するような性質のものである。その中心的役割を担っているのは情動調律を始めとする情動水準での身体反応である。情動が共振（共鳴）すれば身体も同時的に動き、相手と同様な行動をとるようになる。このような健常者の学習ルートが機能しないときには頭で懸命に考えて一つひとつの動作を意図的に遂行していかなければならない。そこにＡＳＤにみられる自明性の問題という深刻な精神病理が潜んでいる。

彼らの内面にはつねにアンビヴァレンスが強く働いているため、欲求が高まるとそれに抗うようにしてそれを抑えようとするこころの動きが必ず立ち上がる。なぜならアンビヴァレンスゆえ、一方の欲求に拮抗す

＊26　「自明性」とは、日頃われわれがことさら意識することなく、暗黙のうちに遂行している心理状態を意味するが、統合失調症では「自明性の喪失」こそが中核的な精神病理であることをブランケンブルグ Wolfgang Blankenburg（1971）が指摘したことでよく知られている。

るようにしてそれに負けまいとする強い意思を同時に強く働かさなければ、その（病的）バランスは崩れてしまう。何かの欲求に基づいて行動しようとするとそれに抗うようにして行動を制止しようとするこころが立ち上がる。それは自分の意思では制御困難となるため、何かの動作を開始しようとすれば、どうしても自分に強く言い聞かせなければならない。自明性の問題の背景にはこのようなアンビヴァレンスの心理を考えていけば、とてもよく理解できる。

四　風邪かな、うつかな、疲れかな――未分化な気分（情動）

自分の身体の状態の変化に際して、それがどのような理由によるものなのか、見当がつかない。そのため、どのように対処してよいかわからない。情動の分化の問題である。われわれは自分の体調が悪いのはなぜか、いつの間にかおおよその見当がつくようになる。しかし、そのような自己理解は一人で生得的に身につくものではない。

乳児は身体の不快感によって泣くが、母親は乳児の気持ちに自分の思いを投入し（成り込み）、その意味（意図）を映し返すことによって、乳児は体感的に知るようになる。本来人間が自己理解を深めていくことができるのは、このような養育者による成り込みと映し返しを通してである。

乳幼児早期から関係病理を示すＡＳＤではこのような基本的な養育の体験が困難である。それゆえいかなる身体的変化においてもその意味するものがなにかを自らの力で理解するしかない。それは至難の技である。なぜなら、身体および情動の変化は、意識しない次元で起こるゆえ、自分一人でそのことを理解することは原理的にできない。そこでは必ず他者とのかかわりが必要となる。

五　外界刺戟に圧倒されて「襲われた」体験——原初的知覚体験

感覚飽和からいかに刺戟をまとめあげて意味付けし、行動に移していくか、綾屋はその思考過程をも丁寧に描いている。

具体的には、外界刺戟の相貌性[*27]（侵入性）に圧倒されている状態を描いている。無数の刺戟を絞り込み、まとめ上げてなんらかの意味を付与する作業を、綾屋は意識的に懸命に行っている。その描写は真に迫るものがあるが、このような現象も先の行動のまとめあげの苦しみと同質の問題を孕んでいる。まさに原初的知覚優位な知覚体験であるが、このような状態にあっては、強い不安ゆえに外界知覚そのも

＊27　生命をもたない刺戟対象であってもまるで生き物であるかのように映るさまを指す。原初的な知覚体験様式では、このようにあらゆる刺戟が相貌性を帯びて知覚されることから「相貌的知覚」physiognomic perception と称されている。力動感と同質の知覚様態で、原初的知覚の一種である。脚注21（五一頁）を参照。

のも「相貌化」を呈することになる。

われわれは外界刺戟を知覚する際、その絞り込みとまとめあげは意識の介在しない次元で遂行されるが、それが困難なＡＳＤの人たちは、意図的に遂行するしか術がない。これは知覚体験の際の「地」と「図」の問題でもある。このような知覚体験を可能にしてくれるのは、対象への関心がどこに向かっているかについての自覚であり、そのことが対象を背景から浮かび上がらせ図化してくれる。動機、意欲、関心など、情動関連の機能の問題が深く関係しているものなのである。

「意味のまとめあげ」となると、すぐに認知機能という理性の問題として考えやすいが、じつはそうではない。外界刺戟を意味あるものとして知覚する際には、当事者の関心、意図などが深くかかわり、それとの相関で世界の意味が開かれていくからである。そのルーツにアンビヴァレンスがある。なぜなら素直に甘えを出せるようになることは、自らの好奇心や関心を生み出すためにぜひとも必要なことだからである。

六　夢か現か——環境世界[*28]の相貌化

綾屋は日常の世界での対人関係で先のような体験を頻繁にするがゆえに甚だしい疲れを感じる。そのなかで唯一救いとなっているのが、頭の中で創り出す想像の世界である。「私は、子どもの集団とも、植物とも、人形とも、お話の登場人物とも、うまく対話し、コミュニケーションできるヒトになっていた。私にとってはそちらの世界のほうが自然で、自分のいるべき本当の世界だと感じていた。しかし、そのような幼児期で終わるアニミズムとされている世界は、いつまでたってもなくならない」（七九頁）という。

この体験様式も原初的知覚の一つである相貌的知覚優位の体験世界を示している。あらゆる対象がまるで生き物のように感じとられるがゆえに綾屋にとっては現実生活と区別がつかないほどに生き生きとした体験世界、すなわちアニミズムの世界として映っている。そのことがこの描写によく示されている。これこそ原初的知覚の一つである相貌的知覚のなせる技である。結局、綾屋が抱え込んでいる困難は「自分の体験を他者との対話によって確認し合う作業ができない」ところにある。

筆者の経験した事例でも、相貌化した世界でいかに生き生きと生活しているかが語られている。

●十八歳　女性

……高校生時代、専修学校に通っていた当時、学校がJRの線路沿いにあったので、授業の合間や登下校時によく通過する寝台特急「富士」号を眺めていたことは確かであったが、相貌的にとらえて「富士」君（図3）と表現し始めたのはこの時が初めてであった。彼女はその後の面接で「富士」君のことを夢中になって話すようになった。「『富士』君を見ていると、一所懸命客車を引っ張り、一日も休まず走ってい

＊28　動物は各々質的に異なった独自の世界を持ち、その世界とのあいだに完全な統一性をもった高次の有機的な体制を形成する。そのような独自の世界を環境世界という（ユクスキュル＆クリサート、一九七三）。

るので感心する。『富士』君が私のことをどう思っているかわからんけど」と語り、「富士」君の生き方に共鳴していることが筆者にも伝わるのだった。その後まもないある日、祖母と隣町の行楽地に出かけた際に、大分駅で列車に乗り、そこで憧れの「富士」君にばったり遭遇したときの心境を彼女は次のように筆者に語った。「午後4時40分に降りて乗り換えようと思ったら、駅の構内に『富士』君がいた。汽笛が2回鳴った。（それを聞いて）私のことを思ってくれたのかなと思った。『富士』君、一所懸命頑張っているなと（私が心の中で）言ったので、それに答えてくれたんじゃないかと思ってうれしかった」「高校時代は『富士』号を見てもただ見たいだけだった。下りが大分駅に11時5分。そのころよく見ていた。今年の九月から、『富士』君と言うようになった。（彼女が現在働いている店の）店長のMさんが東京の障碍者の施設に見学に行った。そのときから

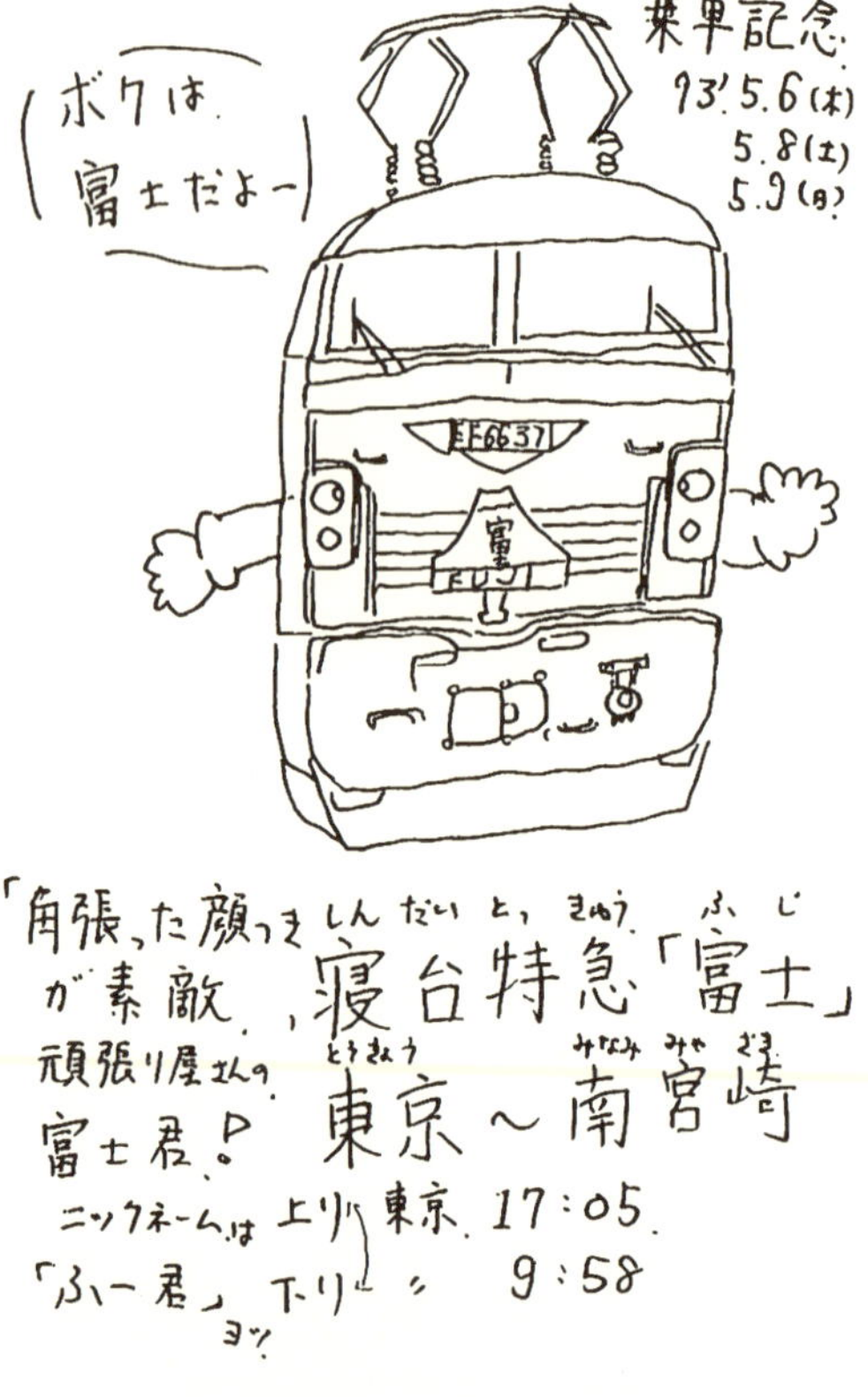

図3　相貌性を帯びた寝台特急富士号「富士」君

好きになった」というのだった。彼女にとって頼もしくかつ憧れの存在であるMさんが、一所懸命に頑張って自分たちを引っ張って働いている姿と寝台特急「富士」号がたくさんの客車を引っ張って一所懸命走っている姿がともに同様な質（力動感 vitality affects：筆者注）を持って力動的にとらえられたということが母親との面接の中でしだいに明らかになった。

（『自閉症の発達精神病理と治療』一一七-一一九頁）

ここで注目してほしいのは、この患者が相貌化された世界をどのように意味づけて彼女なりの内的世界を作り出しているかということである。ときには快適なものに映ることもあれば、逆に迫害的に映ることもある。その際、漠とした知覚体験をいかに意味づけるか、その行方次第で妄想化へと病態が発展することが危惧されるが、この事例では子どもらしい想像の世界で彼女の内的世界は豊かなものになっている。それを左右するのは、患者自身が他者に守られているという安心感の有無である。

七　真似をしたらその人自身になってしまうのではないか――同一化の問題

綾屋は「真似をしたらその人自身になってしまうのではないか」（一〇一頁）という不安がある。これは同一化に対する不安ないし恐れである。この綾屋の内面の苦悩はよくわかる話である。

同一化とは相手に対して強い肯定的な思いを抱くとともに一心同体をも願望する心性である。そこには

「甘え」と同質の情動が立ち上がる。乳幼児の母親への「甘え」が深まると、なんでも母親の真似をしたがるようになるが、これこそ「甘え」と同一化の関係を端的に示した現象である。

ＡＳＤの人々は「甘え」に対する強いアンビヴァレンスを背後に抱えているため、そのような同一化に対して強い恐怖が起こるのは当然である。たとえ綾屋が内心は「ひとつながることに憧れがある」（二〇二頁）としても、そこにはアンビヴァレンスが働いているため、必ずそれに抗する心理も立ち上がるのだ。

ここで筆者が出会ったある十七歳の女性が初診時に語った苦悩を紹介しよう。

●十七歳　女性

彼女が初診時に語った苦しみの内容は以下のようなものであった。

およそ一年前からのことであるが、何もすることがなくてテレビを見ていたら、他人がやっていることを自分もやりたいと思うようになった。しかし、周囲の人たちからやってはいけないと言われているように思うようになって苦しくなった。細かいことをいろいろ気にしてしまう。人の動作とか、人の言ったこと、やったことを見ると、そんなことができてうらやましいなと自分は思うが、周りからやってはいけないと言われるのではないかと思い込んで、どんどん苦しくなって、できなくなってしまう。両親はやっていいよ、自由にしなさいと言うけれど。自分の嫌いな人がやっていることを見ると、今自分がやっていることと似ているように見えてくる。周りの人はそんなふうにしなくていいんだよと言うけれど、自分ではやらねばならないと思い込んでしまって。だから周りの人が信じられなくなってしまう。

（『自閉症スペクトラムの症状を「関係」から読み解く』二一五頁）

思春期に入り、格好よいスターに憧れ、その人のようになりたい同一化の心理が高まると、それに抗するようにしてそんなふうにしてはいけないと誰かに言われているような気持ちになって苦しい。あるいはその逆に自分が嫌いな人を見ると、自分がそれに似ているように思えて、そのように振る舞わねばならなくなる、という内容である。乳幼児期の関係病理として指摘したアンビヴァレンスはのちのち個人のなかに内在化して、このような自我意識体験として自覚されることが示されている。綾屋の体験と酷似していることに驚かされる。

さらに綾屋は「真似のような表出も、自分のなかの『真似したい』という意思によって起こるのではなく、反射に近いかたちで生じている」（一〇四頁）と述べている。

この綾屋の体験談を聞いて筆者がすぐに想起したのは、強度行動障碍の成人男性例との母子同席面接での非常に印象深いエピソードであった。

●二一歳　男性

彼は日頃から周囲に対する警戒心からか、硬い表情を浮かべ、周囲に近寄りがたい雰囲気を漂わせていた。

この日も彼は不快そうな声をさかんに発しているが、母親は彼に話しかけている。その語り口調はぎこちなく、彼の様子にさほど頓着しないで自分の気分で働きかけているようにみえる。そのためもあってただ一方的で、母子間に交流は生まれない。突然彼が「ツカレル」とつぶやくと、母親は間髪入れず「『つかれる』じゃなくて、なんて言うんだっけ」と語りかける。するとすぐに彼は「ツカレマシタ」と応じる。このように母親は彼の物言い一つ一つを言い直させる指示的対応が目に付いた。

母親は自分に向かって彼に丁寧語で話させようとしている。母親の思いを想像すると、周囲の他者を強く意識するあまり、このような指示をしているのであろうと思われた。それを裏付けるように、その後も母親は彼につぎのように指示していた。

彼が「ナツヤスミカエレル（夏休み帰れる）」と母親に要求するように語ると、母親は「先生になんと言うんだっけ」と訊き返す。すると彼は「ツカレタ、カエリタイデス」と言い直しているのである。

このようなやりとりが母子間で行われていたが、母親の声かけがあまりにも命令口調で指示的でまくし立てるように早口であるため、そばで聞いていた筆者はこわさとともに、追い立てられる感じをも受けた。彼は母親の前でとても緊張し、身動きも自由にできなさそうであった。そのとき、筆者も同じような気持ちになっていた。そこで筆者は少しでも雰囲気を和らげようとして、彼のそばに近寄り、彼の肩を揉んでやった。彼の肩の凝りや緊張の度合いをみながら、多少なりとも気分をほぐそうと試みたのである。

彼は筆者の行動に最初は驚きの反応を見せたが、すぐにまるで自分の思いを隠すかのようにして手に持っていた雑誌で顔を覆い始めた。筆者は彼の肩を揉みながら、彼の身体反応を感じ取っていたが、嫌がっているふうはなく、次第にリラックスして自分に身を委ねてくるのを筆者は感じ取っていた。

まもなく、母親はその様子を見て、にこやかな口調ではあったが、「（子どもは先生に肩を）触れ（られ）るのは嫌みたい」と彼に向かって話し始めた。まるで彼の気持ちを汲むようにして。すると彼は途端に、筆者が触れていた肩の方に手をやり、筆者の方に振り向き、筆者の手を払いのけるようにして、身体を捻って嫌がる素振りをみせ始めたのである。

（『自閉症スペクトラムの症状を「関係」から読み解く』二〇三–二〇四頁）

彼は緊張のあまり肩が凝っているのではないかとの気遣いとともにこの場の空気を多少でも変えたいとの思いから筆者は彼の肩を揉み始めた。すると、彼は筆者の肩揉みを嫌がるどころかこちらに身を委ねるほどに緊張が緩みつつあるのを、筆者は彼の身体を通して感じ取っていた。それにもかかわらず、母親はまるで彼の気持ちを思いやるような口調で、他人から身体を触れられるのは嫌だと代弁するようにして言葉を投げかけた。すると驚いたことに、彼は本当にそうだと言わんばかりに身体をよじって嫌な仕草を示したのである。

筆者はこの時の彼の反応を肌で感じ取ったとき、自らの身体次元での快の体験であるにもかかわらず、母親の一言でそれが容易に不快なものとしての体験への変質することに深刻な自我障碍を見て取った。そこには意識と体験とのあいだに深刻な乖離を想定しなければならない。

さらにそのルーツを想像したとき、すぐに想い起こしたのは、つぎのようなＭＩＵで体験した事例であった。ＳＳＰでの観察で捉えた驚くべき母子の関係病理の様相である。この事例はすでに三四頁で取り上げたものであるが、一部再掲することをお許しいただきたい。

●二歳九ヶ月　男児

子どもは母親が一緒であろうが、不在であろうが、とても大人しく、取り立てて母親に働きかけることはない。ただ母親の言うままにおとなしく遊んでいる。ただ、注意深く観察していると、母親が不在の際には発声はほとんどなくなるところに、彼の不安をうかがわせる。

しかし、再び母親が戻ってくると、次のような驚くべき母子のやりとりが観察された。

子どもは母親の入室前からその動きを察知してドアの方を見ていた。母親が入ってくると子どもは少しだけうれしそうな反応を示す。しかし、再び黙々と玩具を手にして遊び始める。まもなくなぜか部屋の中を動き始める。母親はそれに合わせるようにしてトランポリンや滑り台を指さしながら子どもに教えている。すぐさま母親の誘いに動かされるようにして子どもは滑り台を滑り始める。滑り終わるともう一度滑ろうと滑り台の階段の方に行こうとする。しかし、母親は子どもに向かって「ごろん（前転を）しない？ごろんは？マットがあるよ。ごろんしない？」と声をかける。遊びの流れからすると、とても不自然で唐突な言葉かけである。子どもは一瞬戸惑いを見せて滑り台の方に行こうとするが、母親はさらに同じことを言い続ける。すると、子どもはマットの上を転がるように前転を始める。気の乗らない動きだったので、ぎこちなくよろめいたが、それを見た母親は「ちょっとだめね」と否定的な言葉をかけている。

子どもの乳児期からなぜか英語を聞かせるほど教育熱心な母親である。いつも自分の思い通りに子どもが振舞うようにと指示的口調で働きかけていた。そんな母親に対して子どもは自分を出すことに強いためらいを示し、つねに萎縮している。母親に対する強い恐れを感じさせる。この場面で見られるように、母親はその場の思いつきで子どもに働きかけているが、子どもはそんな母親の唐突な働きかけに抗うことなく、言われるがままに応じている。それまである玩具を用いて一人で遊んでいたにもかかわらず、入室してきた母親に他の遊びを誘われた途端に、容易になびいてしまう。その端的な例がここに示されている。なぜ子どもがここまで萎縮して母親の意のままに翻弄されてしまうかといえば、その背景には子どもが母親に向ける強いアンビヴァレンスが働いていることを考えなければならない。常に母親の意向を気にしながら、それに合わせることで自分の不安を多少なりとも軽減しようと対処する子どもの涙ぐましいほどの健気さを筆者はどうしても感じずにはいられない。

以上のように見ていくと、綾屋の「真似のような表出も、自分のなかの『真似したい』という意思によって起こるのではなく、反射に近いかたちで生じている」のはなぜか推測することができるのではなかろうか。つまりは、彼らにとって意識と行動とのあいだに深刻な乖離が生じているがゆえに、自分の意思で行動するという何気無い振る舞いがいかに困難かということである。意識しないところで「反射的に」行動する体験となるのはそのような背景があるからではなかろうかと思う。

その他、綾屋は「普通のフリ＝社交」の困難として、「人に会うことになると、そこで『普通のフリ』が必要となり、筆者の等身大である非社交の世界からむりやり引きずり上げられ、『まとも』に見えるように振る舞わねばならなくなる。ここに、たいへん不自然で不愉快な感覚があり、外部から社交を強いられる暴力性を感じる」（一二一頁）とも述べている。

これも自明性の問題であるが、興味深いのは、彼女は「一定時間『普通に話ができる人』でありつづけるためには、時々刻々と変わる環境の変化に怯えながらもそれを把握する必要があるほか、『私』というある一つのキャラで動けているかどうか、という微細な調整に気を配りつづけねばならない。声の出し方、話し方、語彙、話の間、話すスピード、笑い方、目の動かし方、手指の動き、それらが一人の人格（キャラ）として一貫性があるか、まわりから浮いていないだろうか、おどおどしてないか、侮られる感じになっていないか、人に不快感を与えていないか、過剰に演技的でないか……などのチェックが常時必要になる。」（一二一頁）とも述べていることである。

ここで取り上げている「声の出し方、話し方、語彙、話の間、話すスピード、笑い方、目の動かし方、手指の動き」とはまさに筆者のいう原初的知覚の一つである力動感 vitality affect で感じ取る性質のものばかりで、これらはその場でアクチュアルに感じ取るしかない。当事者自身においても意識することのないかたちで自ずから表に現れてくる。それは他者との情動的なかかわり合いを通して自ずから体験してはじめて身につくようなものである。それが困難な綾屋は自分自身でいくつかのキャラを作って状況に合わせて振舞うという対処法を選んでいる。なぜなら彼女はつねに対人関係において、「人とつながりたいけどつながれない」（一二三頁）という強いアンビヴァレンスを抱え込んでいるからである。

筆者が随分昔に経験したことであるが、当時アスペルガー障碍と診断されていた男児が学校生活で危機的事態に陥った際に、自分の属性である氏名、年齢、所属などなど、あらゆるものを全面否定するという痛々しい状態に陥ったことがあった。自我同一性の問題がここまで深刻化するのかと思い知らされたものである。

八　場の空気が読めない――文脈から読み解く

最後に、『発達障害当事者研究』では直接取り上げられてはいないが、成人ＡＳＤでは必ず特徴として取り上げられる「場の空気が読めない」という問題について考えてみよう。これも「関係」の視点から見ていくと、従来の成人ＡＳＤの障碍特性という考え方に一八〇度変更を余儀なくさせるものになる。

●二五歳　女性

隔週で定期的に面接を行ってきた事例であるが、半年ほど経過した一七回目のセッションでの一場面である。

このころになるとなんでも自由に尋ねることのできる治療関係になっていたが、昨今成人ＡＳＤで話題となっている「空気が読めない（ＫＹ）[*29]」ことについて話し合った。じつは彼女は専門学校時代に授業中などに幾度となく周囲の状況を無視するかのような、場に不釣り合いな言動が目についていたことを、以

＊29　おとなの発達障碍が話題となった際に、特徴的とされた「空気が読めない」ことのアルファベット頭文字をとって「ＫＹ」という略称が盛んに用いられていた。

前専門学校の教員から聞いていたからである。

すると彼女は一つのエピソードを話してくれた。

専門学校の生徒の間でも評判の話のわかりづらい教員がいた。その教員の授業での一コマである。その授業のときはいつものように他の生徒はただ黙って質問もせずおとなしく聞いていた。それを見て彼女は「先生、わかりません！」と突然手を挙げて教員に質問をした。そのときの心境を彼女は、「私はみんなの空気を読んで、あえて反対のことをやりました！」と得意げに話してくれたのである。これを聞いて筆者は、彼女は（周りの学生が教員の話をわかりづらいという思いを抱いていたにもかかわらず、それを直接指摘することへの強いためらいを抱いていた）空気を読んでいたが、その空気にあえて逆らうようにして唐突に発言したのであろうことがわかった。そこで筆者はこの話を聞いてすぐに「あなたは『へそ曲がり』で『あまのじゃく』なんだ！」と感心したようにして返した。そのあと、彼女は冗談のつもりで「（スーパーマーケットの）西友のCMでKYというと『価格を安く』[*30]ということですね」と楽しそうに語ったのである。

一般に「空気を読む」という場合、集団場面で多数の者が支配している思いや空気（雰囲気）に同調する行動を取ることを指す。彼女はそのような大勢の学生の態度を感じ取りつつも、その態度に同調することをよしとせず、本心としては他の学生も思っているであろう思いを行動に移して教員に「わかりません！」と質問をしたというのである。彼女の行動は「あまのじゃく」そのものを示していて、筆者は非常に興味をもった。場の空気を読んで同調するような態度は好まず、一人で（ある意味では）場に不釣り合いな行動を取ったことになる。それは多くの学生と同調することができないという彼女の対人関係の困難さを示していることは確かである。このような唐突な行動だけをみれば「空気が読めない」と即断されかねないが、それは彼女自身の障碍特性として捉えるのではなく、彼女の行動の動因を文脈の中で理解するという努力がわれわれには求められているように思う。ときには逆にわれわれの方こそ「彼女の空気（気持ち）を読めない」ことが大いにありうるからである。

「空気を読む」ことは、昨今政治の世界で話題となっている「忖度《そんたく》する」ことにも相通じるものを感じさせるが、ここでわれわれが学ばなければならないのは、一見周囲から見ると場に不釣り合いな言動に思われても、当事者の視点に立てば、その理由もよくわかるということになる。

それゆえ筆者が強調したいことは、ＡＳＤにみられる多様な病態や症状を「関係」という文脈のなかで読み解くことによってはじめてその言動の意味が浮かび上がるということである。このことは乳幼児期であろうと成人期であろうと考え方の根本はすべて同じであるということに尽きる。

「個」の病理として捉える限り、その言動の奇異性に幻惑されてしまい、その障碍特性として捉えがちになるのは至極当然と言わなければならないのである。

＊30　当時、スーパー西友のコマーシャルで盛んに「価格を安くする」ことを「ＫＹ」と表現していたことからの引用である。ここにも彼女独特のユーモアセンスが感じられて微笑ましい。

九　当事者研究の意義と限界

これまで研究者の立場からのみ論じられがちであった発達障碍研究に、当事者が自らの体験世界を語るという手法は、研究そのものに大きな変革を迫るものであったことは確かである。外からはみえない障碍ゆえなおさらである。

しかし、当事者自身も今の自分の特異的体験の成り立ちはわからないのだ。当事者自身の体験を自ら語ることができる点が当事者研究の最大の強みであるが、自己の体験を他者の視点から捉えることができないために、どうしても当事者独特の意味づけをし、それを当事者が納得のいくように説明してくれる研究の知見（主に生物学的研究）によって補強しがちになる。

ＡＳＤの問題でその根幹にあるのは社会性、つまりはコミュニケーションの障碍である。その内実を明らかにするためにはコミュニケーションとしての少なくとも二者関係の問題としてアプローチする必要がある。綾屋の問題意識もそこにあった。

しかし、残念なことにコミュニケーションを問題とする際に、大半の研究者が取り上げるのはコミュニケーションにおける言語的／非言語的コミュニケーションの側面のみである。

筆者はコミュニケーション問題を考える上で最大の鍵を握っているのは、コミュニケーションの二重性

（**表2、表3**）（五一、五八頁）だと考えている。一般に考えられている言語的／非言語的コミュニケーションは誰もが容易に意識化できる世界であるが、その他にも当事者自身は意識していない次元で常に働いている次元でのコミュニケーション、つまりは情動的、原初的コミュニケーションを忘れてはならないのだ。コミュニケーションの媒介としての言葉をもたない、あるいは思うように使いこなせないＡＳＤの人たちとのコミュニケーション世界においては、この次元でのコミュニケーションが支配的といってもいいからである。

しかし、残念ながら当事者自身として自らの内的体験を語ることはできても、自らの言動の意味を「関係」の視点から捉え直すことは困難である。その最大の要因は、二者関係においてこの情動的コミュニケーションの内実を把握することが当事者にとっては至難の技だからである。

発達障碍問題の根幹にあるのは「関係」の問題であるが、そこでの問題の核心は、当事者が気づくことの困難な次元でのコミュニケーションと通常意識化されて展開するコミュニケーションの間に生まれる様々なズレ、乖離にあるからである。

その中心にある問題はアンビヴァレンスであるが、それに当事者が気づくことは容易ではない。しかし、治療者はそれに気づき、治療的に扱うことができることによって当事者も自らのアンビヴァレンスに気づく道が切り拓かれる。それが筆者の考える精神療法の核心である。そのように考えていくと、当事者の語りであるからと、それを金科玉条のごとく扱い、それを大前提にＡＳＤの臨床問題を論じることはきわめて危険なことだといわざるをえない。

最後に一言、筆者の精神療法を通した研究との相違について述べておこう。当事者も意識化することの困難な体験を取り上げ、その意味を探っていくことができる。治療を通して得られる変化の過程で、その特異的体験の意味を明らかにすることができる。

その意味では精神療法という営みの重要性は発達障碍領域においてもなんら変わらないのである。ただし、それは原初的コミュニケーション世界を意識しつつ、情動の世界を扱うことができて初めて達成できることを最後に強調しておこう。

文献

綾屋紗月・熊谷晋一郎（二〇〇八）『発達障害当事者研究』医学書院.

Blankenburg, W. (1971) *Der Verlust der natürlichen Selbstverständlichkeit.* Ferdinand Enke Verlag, Stuttgart. 木村敏ら訳（一九七八）『自明性の喪失─分裂病の現象学─』みすず書房.

小林隆児（一九九九）『自閉症の発達精神病理と治療』岩崎学術出版社.

小林隆児（二〇〇一）『自閉症と行動障害─関係障害臨床からの接近─』岩崎学術出版社.

小林隆児（二〇〇三）「広汎性発達障害にみられる『自明性の喪失』に関する発達論的検討」精神神経学雑誌、一〇一巻、一〇四五─一〇六二頁.

小林隆児（二〇一七）『自閉症スペクトラムの症状を「関係」から読み解く─関係発達精神病理学の提唱─』ミネルヴァ書房.

ヤーコプ・フォン・ユクスキュル&オルク・クリサート著、日高敏隆・野田保之訳（一九七三）『生物からみた世界』新思索社.

Williams, D. (1992) *Nobody nowhere.* Times Books, New York. 河野万里子訳（二〇〇〇）『自閉症だった私へ』新潮文庫.

第5章

おとなの発達障碍に対する精神療法は今どのように考えられているか

発達障碍ブームの現在、おとなの発達障碍に関する精神病理や治療についても多くの著書が刊行されている。ここではその中から精神科医の書いた以下の二冊の書を取り上げてみよう。

広沢正孝著『成人の高機能広汎性発達障害とアスペルガー症候群』と青木省三・村上伸治編『大人の発達障害を診るということ』である。

この二冊を通読して痛感したのは、彼らにとっておとなの発達障碍の精神療法はとても難しく、いまだ何から接近してよいやら試行錯誤の段階にあるということである。

両者の主張はともに発達障碍の精神療法のむずかしさを主張し、その要点は、おとなの発達障碍の人たちの障碍特性ないし（人格）特性とされるものを尊重しながら、本格的な治療を行わず、現実生活に順応できるよう助言するに留めようとするものである。

以下、この二冊で語られている治療内容について、少し踏み込んで検討してみよう。

一　広沢正孝著『成人の高機能広汎性発達障害とアスペルガー症候群』

以前、精神医療現場で成人期の不可解な行動を取っていた患者群に対して疑問を抱いていた広沢は「発達障碍」なる概念を通すことによって腑に落ちる体験をしたことが本書を書く大きな動機となっている。広沢はかなり豊富な臨床経験をもとに、自験例を随所に盛り込みながら、成人の高機能広汎性発達障碍（ＰＤ

Ｄ）とアスペルガー症候群（ともに今では自閉症スペクトラム障碍）について、その症候学的特徴を丁寧に抽出し、その精神病理学的検討を行っている。その際、広沢が鍵概念として提唱しているのがＰＤＤ型自己である。

ＰＤＤ型自己と一般型自己

ＰＤＤ型自己は広沢の説明によれば、「彼らは本来的に対象に引き寄せられて存在し、対象と適切な距離のとれた（固有の）自己感をもちにくい。対人関係でも、他者がもつ固有の自己を認識しようとする方向に精神が作用しにくい。そのような中、高機能ＰＤＤ者では、対象を正確に分析し、（他者との関係も含めて）客観的な心理をつかむ方向に精神作用が向けられ、それとともにタッチパネル様の自己感・自己イメージが成立するものと思われる。ここでは、高機能ＰＤＤ者にみられる自己構造をＰＤＤ型自己、一般者の自己構造を一般型自己と呼ぶことにする」（五九頁）と定義されている。

具体的に、広沢はある患者の表現を借りて以下のように解説している。

「僕の頭はタッチパネルで、縦横に規則正しくアイコン（ないしマス）が並んでいます。その一つひとつに重要な内容が入っていて、僕は必要なときに必要なアイコン（ないしマス）にタッチするんです。そうするとそこにウインドウのように世界が開けていき、僕はそこを生きて、そこで仕事をするんです。それが仕事人の僕です。……（中略）……別の部分にタッチすると、そのウインドウにまた僕がいます。全体としてタッチする順番が決まれば、僕の一日は順調に流れます。」（傍点は広沢）（五四頁）

「広沢はこの概念を用いることによって、従来の精神病理学研究に新たな地平を切り開こうとする野心作で、成人期の高機能広汎性発達障害・アスペルガー症候群についての、その混迷を切り開く、記念碑的な著作である」（青木、二〇一一）とまで言わしめるほどの評価を得ている。

たしかに、その丁寧な臨床的実践とともに、精神病理学領域の広範な研究を概観した上で自説を主張するという正当な手続きを踏んでいることに、筆者も敬服の念を禁じ得なかった。

しかしである。広沢がＰＤＤ型自己と称した自己のあり方については、精神療法場面において、筆者も幾度となく目の当たりにしているが、筆者は広沢のような捉え方をしていない。それはけっして彼ら自身の「個」固有の自己のあり方ではなく、「関係」の中で彼らにある意味では必然的に起こる対人的反応として筆者は捉え、その長年の蓄積の結果、広沢のいうＰＤＤ型自己という独特な対人的態度になったものとして理解し、治療的接近を試みている。その違いがどこにあるか、以下論じてみよう。

精神療法とはなにか

精神療法とは〈患者－治療者〉関係を通して、患者の内面の苦悩を和らげる臨床的行為である。そこで治療者は患者の言動に対して理解、共感、説明、解釈、激励、指導などを一般的に行っているが、そのような臨床的行為においては、けっして治療者が患者に何を語るかという内容のみが治療的な影響力を持っているわけではない。治療者自身が患者とどう向き合い、どう関与するか、その「関係」自体も大きな影響力をもつ、というよりもそれが最も大きいのではないかとさえ思われるのである。

昨今、精神分析志向性をもつ精神療法（例えば、Boston Change Process Study Group, 2010）やアタッチメントを重視する精神療法（Wallin, 2007）の世界において、非言語的コミュニケーション、間主観的コミュニケーションなどが強調されるようになったのは、そのような理由によるところが大きい。つまり、そこで治療者自身が患者の言動に対して（あるいはその逆の場合も）どのように反応したか、その反応の質そのものも含めた上で真摯に検討することが問われている。

このように精神療法の実践そのものを検討する際には、治療者は患者の示す言動を、単に患者自身に帰属する心理特性とか精神行動特性などとして抽出することはできないということである。そこでは、なぜ広沢のいうＰＤＤ型自己とされる患者の言動が面接場面において生起しているのかが問われなくてはならない。どのような文脈の中でそのような言動が生起したか、「関係」という視点を通して検討することがぜひとも必要である。

筆者の臨床的立場について――関係発達臨床

すでに述べてきたように、ＡＳＤにおいて母子関係の成立を困難にしている主たる要因はアンビヴァレンスにあると筆者は考えているが、実は広沢も筆者の論文（小林、二〇〇五）を引用して次のように述べている。

この（ＰＤＤ型自己に基づく：筆者注）行動様式は、ＰＤＤ者の子ども時代の特徴として小林が記載した「母親がほかのことをしていると、なんとなくこちらを意識して相手をしてもらいたそうにしているが、いざ母親が相手をしようとすると、視線をそらし、ひとりでほかのことをしてしまう」といった特徴とも通じる。しかし成人の場合、そこにはやはりＰＤＤ型自己の特性を見ることができる。（一〇七頁）

まさに筆者が主張している「甘え」のアンビヴァレンスと同質の現象を広沢はPDD型自己として捉えている。ここで筆者が同質と捉えたのは、母子関係での子どもの対人的動きと広沢の指摘する患者の対人的動きとの間に相同的なゲシュタルトを見て取ったからである。

「甘え」のアンビヴァレンスとPDD型自己

広沢がPDD型自己としてとらえた精神行動特性を筆者はなぜ「アンビヴァレンス」として捉えたかといえば、このような乳幼児期の母子の関係病理が現在の青年期、あるいは成人期のASD患者との面接場面で〈患者－治療者〉関係において如実に再現することを幾度となく確認してきたからである。ただその際大切なことは、乳幼児期に筆者がとらえたアンビヴァレンスがその後の発達成長過程でどのような変容過程を辿るかということについて十分に把握しておくことが必要だということである。そのことによって初めて、広沢のいうPDD型自己の成り立ちに迫っていくことが可能だと思うからである。

では関係病理としてのアンビヴァレンスはその後の発達成長過程でどのような表現型をとるようになるか。このことについてはすでに第二章で詳述しているが、ここで筆者が初診時にアスペルガー症候群と診断したある成人期の女性の面接でのエピソードを取り上げてみよう。

●二〇歳代後半　女性[*31]

治療関係は二年近く経過している。治療関係は随分と深まり、互いに感じたこと、考えたことを率直に話すこともできるようになり、面接は順調に経過していた最中での一場面である。

現在働いている職場で随分と疲れやすいということが話題となった時である。どんな疲れなのか彼女が感じていることを筆者が尋ねた。すると、深刻そうに考え込んで（彼女がよく見せる表情であるが）しばらく沈黙が続いた。

そして、なぜか急に自分の右手の指を見つめ始めた。指についた汚れを拭き取るようにしてもう一方の指でなで始めたのだ。不思議に思ったので、筆者はどうしたのか尋ねた。すると「いや、指に汚れがあるのがわかったから、取っていたんです」と平然とした口調で答えた。

筆者は少し驚き戸惑ったが、ついで、これまで本気で怒ったことがあるかということが話題になった。彼女はすぐに昔のことを思い出したと言い、小学六年時の国語の作文の時間に、〈今までで一番怒った時のことを書いてください〉という課題が出されたことがあった。その時、彼女は何も思い浮かばず、適当に嘘をでっち上げて書いたということを語った。

そこで、筆者は「それじゃ、悲しかったことは？」と尋ねた。するとしばし考えていたが、突然面接室の彼女のそばにあったソファ（彼女は筆者と対面して椅子に座っていたが）の上に置かれていた五匹の子犬のぬいぐるみの方に視線を向けて立ち上がり、近寄ってぬいぐるみをきれいに並べ直して何も無かったかのようにして席に戻った。このときも筆者は驚き、すぐさま彼女に尋ねた。すると先ほどと同様に、「気になったからしました」と平然と答えた。ついで筆者が「一番楽しかったことは？」と尋ねると、これにはすぐに「自宅の庭で蟻の巣を発見して、それをずっと見ていたときのことを思い出しました」とはきは

＊31　九七頁の二五歳女性と同一事例である。

きした口調で答えたのである。

彼女がこの日の面接場面で見せた一見すると奇異にも映る唐突な行動に対して、「関係」という文脈の中で筆者は以下のように理解した。

この行動はけっして状況に関係なく生起したのではなく、葛藤を強めるような質問を筆者が行った時に誘発されたのではないか。葛藤が誘発されない質問では、抵抗無くはきはきと答えるのとは実に対照的な反応だったからである。この差異はどこからきているかといえば、筆者が彼女に質問することで筆者との心理的距離がぐっと接近し、彼女が答えに窮して困惑した時である。不安が増強し、筆者の接近が彼女には侵入的に感じられて、思わず回避的反応が誘発されたと思われるのだ。それを感じ取ることを可能にしているのは原初的知覚であることはいうまでもないが、ここで筆者が「思わず」と表現したことには重要な意味が込められている。それは彼女自身も意図しない、つまりは非意図的な反応であるということである。意識が介在しないプロセスでの反応なのだ。これまで精神分析の世界で用いられていた局所論的観点での無意識はなんらかの欲動の抑圧として理解されているが、それとは区別された意味での意識の介在しないプロセスで、手続き記憶に近い（Boston Change Process Study Group, 2010『解釈を超えて』六二–八一頁）。

なぜ筆者がこのような関係の病理としての「アンビヴァレンス」を積極的に取り上げるかといえば、この関係病理こそ精神療法の根幹に触れる問題だと思うからである。それは先程述べた乳幼児期のＡＳＤの子どもたちと養育者との間で起こっている対人関係の病理そのものの再現として捉えることができると考えられ、これこそ精神分析療法でいうところの転移そのものを如実に示していると思われるからである。

筆者の精神療法的接近

以上論じてきたことからも明らかなように、彼らに対する精神療法的接近としてわれわれ臨床家に求められるのは、乳幼児期に観察された関係病理としてのアンビヴァレンスというこころの動きとしてのゲシュタルトをしっかり感知することができるようになることである。このようなゲシュタルトを感知するためには、原初的知覚である力動感とはどのような性質のものかを自らの身体を通して理解できるようになることが求められる。すると、母子関係の中での動きと同質の動きを〈患者－治療者〉関係の中にも相同性のゲシュタルトとして感知することができるようになる。そのような動きを捉えた際に、タイミングを見計らって患者にわかるように取り上げて気づいてもらうことである。すると、患者の中にはそのことに気づくとともに、過去にも同じような体験をもったことが想起されやすくなるものである。

先の成人女性を例にとれば、その治療的転機となったのは、彼女が示した上記のような対人反応を、日本人には馴染み深い「甘え」の病理として捉えて彼女に投げ返したことであった。そのような治療的営みを積み重ねていくことによって、幼少期の体験と現在の自分との繋がりに気づき、深い洞察へと向かうことが期待されるのである。

ここで恐らく読者の中には怪訝に思うむきもあろう。彼らＰＤＤ患者に洞察を促すような精神療法が可能なのかという疑問である。それはＰＤＤとされる患者すべてに可能であるとは筆者自身も思ってはいない。

ＰＤＤといわれるものの病態水準も様々である。しかし、筆者は悲観的に思ってはいない。重要なことは、発達的観点を見失わないことである。広沢のいうＰＤＤ型自己として表現される病態は、これまでの発達過程である意味出来上がったような対人防衛的構えである。このような構えを取らざるをえなくなったのは、これまでの発達過程にあることは言わずもがなである。大切なことは発達的観点を持ち続け、その関係病理を可能な限り萌芽的段階のアンビヴァレンスとして捉え、そこに介入していくことである。このような志向性をもち続けることによって、難攻不落かに見える病態においても、次第に展望が切り拓かれるのではないかと思う。

関係発達精神病理学的視点からの検討の必要性

最後に、広沢がＰＤＤ型自己として捉えたことと、筆者の捉え方の違いがどこに由来するのかを考えてみよう。

筆者が彼女の対人関係の特徴として捉えたこころの動きの特徴は、まさに面接過程でアクチュアルにしか捉えることのできない性質のものである。そして、そのような捉え方を可能にしているのは、治療者自身が患者との関係の中で自ら感じ取ったことを取り上げることに依っている。このようなこころの動きをアクチュアルに捉えることを可能にしているのは、先ほど述べた原初的知覚としての力動感であることをここで再度強調しておこう。

なぜならこの知覚様態は原初段階つまりは乳幼児期早期の情動水準でのコミュニケーション世界において中心的役割を果たし、このようなコミュニケーション世界はその後生涯にわたってわれわれの対人世界において脈々と息づいている。そのように考えていくと、広沢の提起したＰＤＤ型自己と称する対人的行動様式は、患者自身に自生するような「個」としての病理現象ではなく、「関係」中で、つまりはなんらかの文脈の中で生起するものとして捉えることが必要だということである。

その根拠は、先に述べた乳幼児期に筆者が捉えた〈子ども－母親〉関係そのものに生起する現象と同質のゲシュタルトを患者との面接過程で感じ取ることができたからである。それこそ転移である。このように考えていくと、従来精神医学が患者自身に見て取った多様な精神病理現象は、けっして「個」にもともと自生するような病理として捉えるのではなく、「関係」の中で生起する現象として理解することによって、精神療法の手だてが浮かび上がってくる。これこそ発達という観点から精神病理を捉えることであり、今日「発達精神病理」という視点が重要だとの指摘がなされているのは、そのような理由によっているのだと筆者は思う。[*32]

「個」の視点に立つか、「関係」の視点に立つか

以上論じたことから、広沢と筆者の臨床的立場の違いが明確に浮かび上がってきたように思う。広沢の臨床的態度は、これまで多くの臨床家が取ってきたもの、すなわち、自らの治療者としての存在は黒子にして、患者の病態を第三者的視点から観察し描写するというものである。言葉を換えて言えば、「客観的スタンスからの臨床的接近」、すなわち「個」の視点である。そのような視点から広沢の論考を通覧すると、彼らの

＊32　以上の根拠から、最近になって筆者は自らの立場を「関係発達精神病理学」と称している（小林、二〇一七）。

病態について極めて精緻に描出されていることには敬服するが、このような病態がどのようにして成立していったのか、その成因論的観点からの論考にまでは及ばないのは当然といわざるをえない。広沢はこの新概念の提起とともに、今後の自らの課題として最後に以下のように述べている。

今、彼らにも、またわれわれにも求められているのは、互いの共生である。そこにはどうしても「人間として認め合う姿勢」が必要になる。一般型自己とPDD型自己の共生のための智慧が必要となる。筆者が臨床に携わり、その場面で出会うPDD者や彼らを取り囲む人々に接していると、この智慧は簡単には得られそうもないように感じられる。先にも述べたように、従来の心理学や精神病理学を援用しても、歯が立たない面がある。……相互理解のためのさらなる臨床研究の発展が切に望まれる。（一七二頁）

ここに広沢のPDD型自己の意味付けが明確に読み取れる。PDD型自己は彼ら高機能PDDやアスペルガー症候群の精神行動特性として捉え、それとの共生の道を探る必要があるという。つまりそれは現時点で治療不可能なものゆえ、（非可逆的な）障碍特性として捉えようという主張である。

筆者はこの論に反対である。なぜなら発達論的に考えていくと、広沢のいうPDD型自己は「関係」の中で生まれたものであることから、それに対する治療は「関係」を通して行われることによって初めて治療的な変化が期待されると思うからである。今日、ASDに対して一般的に流布している考えは、まさに広沢のいうように彼らの障碍特性を理解した上での共生の道を探るというものである。

しかし、対人関係の問題は、われわれ治療者ももう一方の当事者として関与しているのであって、けっして黒子ではない。とするならば治療者の関与のありようを抜きに考えることはできないはずである。そのことを教えてくれたのが今日話題となっている発達障碍問題である。自らのありようとの関連でもって彼らのこころのありようを理解していこうとする立場を取るか、それとも彼らの障碍は彼らの属性として客観的態度を取り、その障碍を前提にして共生の道を探るのか、われわれ臨床家はその岐路に差し掛かっているといってもよいかもしれない。どちらの選択肢をとるか、その鍵となるのは、彼らの障碍とされているものに対して、治療者自身をも含み込んだ関係の問題として見ようとするか否かにかかっているということである。

追記　本稿は拙論「関係からみたＰＤＤ型自己（広沢）について―広沢論文『成人の高機能広汎性発達障害の特性と診断』を読んで―」（精神神経学雑誌、一一五巻、二五三―二六〇頁、二〇一三）を一部加筆修正したものである。これは広沢氏への問いとして投げかけた論考であったが、残念ながら氏からの会誌を介した反応はなかった。

二　青木省三・村上伸治編『大人の発達障害を診るということ』

著者の一人青木省三はわが国の大学医学部精神医学分野の主任教授のなかでいまや数少ない精神療法を専門とする精神科医である（二〇一八年春、退官しているが）。その意味からすれば、わが国で精神科医がおとなの発達障碍の精神療法をどのように考えているかを知る上でもっとも相応しい著者による書である。

一般に臨床家はどんなときに発達障碍を疑うか。青木は以下のように述べている。

かつてヤスパースの了解概念は、精神科医に大きな影響を与えた。筆者らを含めて多くの精神科医は、神経症は、症状が出現するところまでのこころの動きをたどることができる、という意味で「了解可能」と考えた。それに対して、統合失調症はこころの動きを追っていても、どこかこころの動きと症状の間に了解できない断絶があり、「了解不能」と考え、それが神経症と統合失調症の違いであると考えた。そのため、神経症と考えられていた人が統合失調症の症状を呈し始めた時に、精神科医に姿勢の変化が生ずるようになった。即ち、患者のこころの動きを理解（了解）しようとするものから、患者のこころの動きを理解（了解）することは困難であると断念し、症状を記述するような変化が起こったのである。（傍点は小林）

同様のことが、発達障害でも起こることがある。当初は、その人の言動の背景にあるこころの動きを理解しようとする姿勢であったのに、発達障害という診断名が付いた時、その人のこころの動き（「どんな気持ちか、何を考えているか」など）に目が向かなくなることがある。その人のこころの動きを理解し応援をしようという姿勢に変化が生じるのである。自閉症スペクトラムであれば、社会性やコミュニケーション、想像力などの障害特性に、注意欠如・多動症であれば、不注意、多動、衝動性などの行動特性に、関わる人の目がシフトする。関わる人の目が、彼らの心の内を診ようとするものから、客観的に行動を観察し、障害特性に当てはまるものを探すようになってしまうのである。これをその人を外から観察しようとする眼差しという意味で、筆者は「外から目線」と呼んでいる。（二五四頁）

これは、青木自身の体験に根ざしたものであろうし、おそらくは多くの臨床家の実感でもあるのではなかろうかと思う。

筆者はこれを読んで大変参考になった。なぜなら、「当初は、その人の言動の背景にあるこころの動きを理解しようとする姿勢であったのに、発達障害という診断名が付いた時、その人のこころの動きに目が向かなくなる」ところに、筆者の主張する関係病理そのものが端的に示されていると思うからである。

筆者は関係病理の視点からおとなの発達障碍の患者に特徴的な対人的反応として「あまのじゃく」を指摘してきたが、それは「治療者が右といえば、患者は左という」ように、患者は治療者のこころの動きと正反対の動きを示すことによって、自らのこころのうちを隠そうとするところに関係病理の特徴が示されているということである。そのように見ていくと、治療者が患者のこころの動きを捉えようとしても容易にはできないことはよくわかるのではないか。そのあたりの患者のこころの動きの妙を土居（一九九七）は「隠れん坊」[*33]と称しているが、そこに土居がいかに〈患者－治療者〉関係に視点をおいて患者のこころの動きを捉えているかをよく知ることができる。

しかし、青木の記述からは、広沢の著書においても指摘したように、ここにも大半の臨床家が依って立つ「個をみる」臨床の特徴を見てとることができる。

ではそのような臨床家の態度は患者にどのように受け止められ、どのような結果を生むのであろうか。青木はつぎのように述べている。

＊33　五四頁を参照のこと。

大切なことは、このような眼差しの変化が、当の本人にどのように受け止められるかということである。私たちが想像している以上に、当の本人は、このような視点や姿勢の変化を敏感に感じ取る。自分の何に眼差しが注がれているのかを感じ取るのである。発達障害の人は周囲の人と関わるのが苦手であるが、周囲の人がこのような眼差しとなることは、周囲の人のほうからも関わりを拒絶するということを意味している。このように考えてみると、「社会性の障害」「コミュニケーションの障害」というものは、発達障害を持つ人の側だけの問題ではなく、周囲の人たち、時には治療者や支援者の側の問題でもあるのではないかと、素朴に思う。（傍点は筆者）

当たり前のことではあるが、発達障害であったとしても、その人の心の中にはさまざまな思いや願いや考えが動いている。周囲の人たちにうまく伝えられないかもしれないが、確実に動いているのである。周囲の人には、その人のさまざまな言動を手がかりに、できる限りその人の側に立って、その人が感じたり考えたりしていることを、即ち言葉にならないこころの動きを想像することが求められている。（二五四―二五五頁）

青木は、臨床家が患者のどこに視線を注いでいるか、そのことに患者がいたく敏感に反応することを指摘し、臨床家の関心が患者の「こころの動き」から「障碍特性」や「行動特性」に移行した時に、つまりは治療者にとって患者のこころが了解不能になったと感じられた時に、患者は自分との関係（つながろうとする意思）を拒絶されたと受け取ることを述べている。

この指摘はかなり的を射ていると思うが、残念なことに、あくまで「個」の視点から捉えられているがゆえに、関係病理の核心を捉えそこなってしまっている。

このことは何も成人患者にのみあてはまるものではない。筆者が痛感するのは、乳幼児期の親子（母子）関係においてすでに明確にそれは確認される。

広沢も筆者（小林、二〇〇五）の記述として「母親がほかのことをしていると、なんとなくこちらを意識して相手をしてもらいたそうにしているが、いざ母親が相手をしようとすると、視線をそらし、ひとりでほかのことをしてしまう」を引用している通りである。

ここで筆者がとくに強調したいのは、「発達障害の人は周囲の人と関わるのが苦手である」との見方自体に大きな問題があるということである。これは臨床家の多くの共通した見方であろうが、ここにも発達障碍の「障碍（特性）」を「個」のなかに見出そうとする考え方がよく反映されている。

筆者にいわせればそうではないのだ。関係病理の視点からみていくと、治療者が患者に強い関心を示せば、隠れるように反応するが、その逆に患者への関心が他に移ると途端に患者はなんらかの反応を示して自らの存在をちらつかせようとする。そんな関係病理として、発達障碍の人の対人関係の問題を捉えていくことが重要だということである。

ではこの問題に対して「関係をみる」立場からどのように接近すればよいかといえば、「あまのじゃく」として描写した関係病理をそのまま捕捉することである。

なぜ患者のこころの動きを理解しようとする臨床家の試みがうまくいかないかといえば、アンビヴァレンスという特徴的な心理を抱えている患者にあっては、患者自身も自分の思い（気持ち）自体を明確に述べることができないからである。

よって臨床家に求められるのは、そうした患者のアンビヴァレントなこころの動きそのものをあるがままに捉えることなのである。

青木らは実際どのように治療を進めているのであろうか。

本書では多くの治療例の記載があるので、具体例にどれか一つを取り上げることは控えるが、そこに共通して見られるのは、患者の言動の特徴については実に詳細に記載されているにもかかわらず、面接における〈患者–治療者〉関係のこころの動きの機微についてはほとんど触れられていないことである。つまりは精神療法におけるもっとも重要なエヴィデンスであると筆者が考える「接面」での事象が取り上げられていないのだ。このことは「個」に病理を見出そうとする臨床家においては当然の臨床的態度といわざるをえない。

文献

青木省三（二〇一一）「書評　広沢正孝著『成人の高機能広汎性発達障害とアスペルガー症候群』」週刊医学界新聞、二九五二号、一五頁、二〇一一年一一月七日発行．

青木省三・村上伸治編（二〇一五）『大人の発達障害を診るということ』医学書院．

Boston Change Process Study Group (2010) *Change in Psychotherapy: A Unifying Paradigm*. London, Norton. 丸田俊彦訳（二〇一一）『解釈を超えて―サイコセラピーにおける治療的変化プロセス―』岩崎学術出版社．

土居健郎（一九九七）「隠れん坊としての精神療法」『「甘え」理論と精神分析療法』金剛出版、九三–九九頁．

広沢正孝（二〇一〇）『成人の高機能広汎性発達障害とアスペルガー症候群』医学書院．

小林隆児（二〇〇五）「発達障碍における『発達』について考える」そだちの科学、五号、二–八頁．

小林隆児（二〇一七）『自閉症スペクトラムの症状を「関係」から読み解く―関係発達精神病理学の提唱―』ミネルヴ

ァ書房.
小林隆児・西研編（二〇一五）『人間科学におけるエヴィデンスとは何か―現象学と実践をつなぐ―』新曜社.
Wallin, D. J.（2007）*Attachment in psychotherapy*. London, Guilford. 津島豊美訳（二〇一一）『愛着と精神療法』星和書店.

第6章

なぜおとなの発達障碍に対する精神療法は難しいか

これまで長い間、発達障碍の精神療法は困難で、ある意味禁忌ないし無効であるかのように論じられ、かつそのように信じられてきたが、最近になって少しずつではあるが、正面から取り上げられるようになってきた。しかし、前章でそのいくつかの著書を見てきたように、いまだ多くの臨床家にとって発達障碍の精神療法はなかなかに手強いものであることがわかる。

そこで筆者は、多くの臨床家にとってなぜおとなの発達障碍の精神療法がこれほどまでに難しいのかを論じてみよう。そのためには「発達」の「障碍」の成り立ちを知ることから始めなければならない。繰り返しになるが、その概略から論じよう。

一　アンビヴァレンスは背景化し、それに代わって対処行動が前景化する

〇歳、一歳台の子どもと母親とのあいだに生まれる関係病理

〇歳から一歳台に、母子間に生まれる関係の難しさは「母親が直接関わろうとすると子どもは回避的になるが、いざ母親がいなくなると心細い反応を示す。しかし、母親と再会する段になると再び回避的反応を示す」独特な関係病理として捉えることができた。

筆者はそこに子どもの母親に対する「甘えたくても甘えられない」心理を読み取ったが、これは「甘え」のアンビヴァレンスというこころの動きとして捉えることができた。

「個」を中心にみてきた精神医学の世界でアンビヴァレンスは個人の中に相反する感情や思い（たとえば愛と憎しみなど）が併存し同時に働くことを意味するが、それを発達的観点から見ていくと、このような関係の病理として捉えることができることがわかった。

アンビヴァレンスは背景に退き、対処行動が前景に浮かび上がる

このような状態が続くと、子どもは容易に母親に甘えることができず、常に強い不安と緊張に晒される。そのため、多少なりともそれを解消するために様々な対処行動を取ることになる。二歳台に入るとそれが顕著になることがわかった。

情動不安であるアンビヴァレンスは背景に退いて目立たなくなり、それに代わってアンビヴァレンスへの対処行動が前景に浮かび上がるということである。不安に晒されることへの強い不快感を回避しようとするための反応である。

このことを臨床家は肝に銘じておく必要がある。なぜかといえば、対処行動によって多少なりとも患者（子ども）自身の不安は軽減されているからである。これを症状として捉えて診断することばかりに目が注がれてしまうと、治療目標が、症状を無くすか軽減することに向かってしまう危険性があるからである。そのようなことは断じてあってはならない。そんなことばかりしてしまえば、溺れそうになった者が必死になって掴もうとしている藁《わら》をも取り上げてしまうことになりかねないからである。

対処行動はじつに多様であるが、そのなかでとりわけ発達障碍に特徴的とされるものがいくつか明らかとなった。「多動」「注意転導」「常同反復行動」「自閉」「挑発的行動」などがそれである。

これは何を意味するかといえば、発達障碍ないしＡＳＤなどと診断する根拠となる病態（症状）は、「関係」から捉え直すと、母子関係でのアタッチメント形成不全のために生じる強い不安と緊張への対処行動だということである。

このことが明らかになったのは、母子関係の様相を単に行動を観察するのではなく、二〇分前後ＳＳＰという観察の枠組みを用いて、母子双方のこころの動きを捉えることができたからである。子どもの言動の意味を、文脈を通して理解することの重要性を強く実感したものである。

背景に退いたアンビヴァレンスという情動の動きは無意識の層で蠢いている

〇歳、一歳台ではあからさまに不安が表に現れていたにもかかわらず、二歳台にそれは表舞台からは姿を消して（つまりは無意識の層に潜在化して）、それに代わって前景化するのが対処行動であることがわかったが、このことは根源的不安としてのアンビヴァレンスを治療の標的とする本来の精神療法を考える上で極めて重要なことを示唆している。なぜなら、無意識の層に蠢いている情動の動きとしてのアンビヴァレンスをどのようにして捉え、治療的に扱うかという困難な問題に取り組まなければならないからである。

ここでぜひとも考えなければならないのは、先に筆者がコミュニケーション問題を考える際にその二重性（**表2、表3**）（五一、五八頁）を指摘したことである。言語的／非言語的コミュニケーションと情動的ないしヴォーカル・コミュニケーションについてである。後者のコミュニケーション水準は意識されない次元での世界だと述べた。

アンビヴァレンスが蠢いているのは情動次元でのコミュニケーションである。この層に接近することによってはじめてわれわれは患者のアンビヴァレンスに向き合うことになる。そのことは患者の無意識の層に触れ合うということである。したがって、この層の情動の動きを捉えずして、発達障碍の根治的治療はできないのだ。

二　「個をみる」から「関係をみる」臨床へ

ではこの層に肉薄するために治療者が努めなければならないことは何か。それを端的に述べれば、「個をみる」から「関係をみる」臨床へと舵を切ることである。なぜなら関係病理としてのアンビヴァレンスを捕捉するためには「関係をみる」ことが必須の条件だからである。

では「個をみる」と「関係をみる」との本質的な違いはどこにあるか。

この数年間、筆者はこの問題に意を注ぎ、「感性教育」を実施してきた。「関係をみる」臨床力をつけるためには、これまでのように「理性」重視の姿勢を変えて「感性」に目を向ける必要性を強く考えるようになったからである。その理由はいたって単純である。

常日頃、意識化されない情動的ないしヴォーカル・コミュニケーションの世界で何が起こっているかを掴むためには、単に様々な知識をもとに頭で考えるのではなく、素朴にその場で起こっていることを感じ取ることが何より求められるからである。

「感じ取る」ことなどいたって容易だと誰しも思うかもしれないが、ここで筆者が問題としているのは、単に「感じ取る」といった単純なものではなく、二者間に立ち上がるアンビヴァレンスという繊細な情動の動きをいかにして感じ取るかということである。

「好きともいえない、かといって嫌いともいえない」、相反する情動（感情）が並存した心理状態である。このような情動は誰でも幼少期、多少なりとも養育者とのあいだで経験しているものである。自分の「甘え」が百パーセント満たされることなどありえないのであるから当然の話である。

しかし、いざ目の前の母子間に立ち上がっているアンビヴァレントな情動の動きを感じ取ろうとすると、これがいかに容易なことではないかが「感性教育」を積み重ねていくうちに、強く実感されるようになった。

三　「個をみる」と「関係をみる」の本質的な違い

「個をみる」ことと「関係をみる」ことの本質的な違いは、先に第3章で述べたコミュニケーションの二重構造（**表2、表3**）（五一、五八頁）と深く繋がっている。

この感性的コミュニケーションの世界で何が起こっているかを、自ら体験的に実感を持って捉えることこそ、まさに「関係をみる」ことそのものなのだ。

このような体験世界は、明確な言葉で表現することで容易にわかるようなものではなく、同様の体験を持つことによってはじめて実感できるものである。わかり合える時には、文字どおり「腑に落ちる」深い理解をもたらしてくれる。

ただ、いつも筆者は両者の違いを説明する時に苦労する。両者の違いを論じようとすると多くの困難にぶちあたるのだ。感性的コミュニケーションの世界はわれわれ自身が日頃意識していない次元で起こっているものである。だから誰しも「感性」を真正面から取り上げることをためらってきたのだ。「感性」を論じることは無意識あるいは前意識の世界と深く関係している。無意識あるいは前意識の世界は、指摘されれば当事者自身も気づくことができるような性質のものだが、感性的コミュニケーションの世界はまさにそのような性質を持っているからである。

四　「関係をみる」臨床を体験的に理解するために――「感性教育」の試み

筆者にとって「関係をみる」臨床で鍵を握るのは、〈患者－治療者〉の二者関係において、双方のこころの動きを感じ取ることである。しかし、「こころの動き」は、かたちもない、どこにあるかもわからない代物である。

では「関係をみる」臨床を多くの人に実感を持って理解してもらうためにはどうすればよいか。そう考えた時、筆者に思い浮かんだのは、自分と同じような体験をしてもらうことであった。そこで思いついたのが、

ＭＩＵでの臨床研究で重要な素材となったＳＳＰで観察した録画ビデオを供覧することで、母子関係の具体的な様相を観察し把握することを実際に体験してもらうことであった。そのような試みを筆者は「感性教育」（小林、二〇一七ａ）と称して実践を積み重ねてきた。

これまで、主に学部生（社会福祉士あるいは公認心理師を目指す学生）、大学院生（臨床心理士を目指す学生）、そして現場の臨床家（精神科医、小児科医、臨床心理士など）を対象に試みてきた。

この試みを実施する際、参加者には以下の諸点を充分に理解することを求めた。

①発表者は自分の感じたことを率直に述べることが大切であって、けっして正しい答えを要求されているわけではないことを認識しておくこと。

②したがって、聴く側も発表者の発言内容をしっかりと受け止め、わかりにくいところがあれば、その点を尋ね合うことによって、発表者の意図するところをよりよく理解できるように努めること。

③全員の発表を聴いた後、相互の感想で異なったところを確認し合い、その相違がなぜ生じたのかを相互に比較しながら考えていくこと。

④以上の作業を通して、対象である母子双方のこころの動きをさらに深く理解する可能性を発見し、確かめ合うこと。

この試みでもっとも大切なことは、客観的で正しい観察方法があるわけではなく、何をいかに観察するかという作業は、自分自身の対象への関心のあり方や価値観という自己の内面の特徴によって大きく左右されることを体感することである。このことによって自己理解が深まり、その結果として他者を観察し理解するための感性がより高まることが期待されるからである。

本試みが実り豊かなものになるか否かは、対象者に先の諸点の共通理解を図った上で、いかに参加者の内面を率直に引き出すことができるか、その話し合いの進め方にかかっている。よって進行役は極めて重要な役割を担っている。進行役の技量如何が成否を握っていると言っていい。これまで筆者が担当してきた。観察するビデオの内容は、乳幼児の母子交流だが、それは話ことばのほとんどないコミュニケーションである。そのため、その観察の作業は、観察者自身の感性に委ねられる部分が大きい。つまりはそこで体験される対人理解は自分の内面で感じたことを通した理解、つまりは自己理解という側面が強い。

筆者が目標としたのは、参加者が各々自分で感じたことを率直に語り合い、そこで生じた相互の共通点あるいは相違点がなぜ生まれたのか、その背景要因を語り合う中で、他者理解がいかに自己理解と深く繋がっているかを体感することである。

よってこの試みは、参加者自身が他者理解を試みる中で、いかに自己理解が関係しているかということに気づき、それを通して自己発見（新たな自己への気づき）を体感することだということもできよう。

五　「関係をみる」ことはなぜ困難か――「感性教育」からわかったこと

「関係をみる」ことを目的とした感性教育を試みるようになって、多くのことがわかってきた。その中でもとりわけ重要な点は、なぜ誰にとっても「関係をみる」ことが困難なのか、その要因である。

「関係をみる」とはいえ、筆者が目指しているのは、幼少期の母子関係に困難をきたした事例の見立てである。すべての事例で、両者間にアンビヴァレンスという独特な情動の動きが蠢いている。それは、その気になれば、誰しも感じ取ることができるような性質のものだと最初は予測していたが、いざ多くの学生や臨床家に実施してみると、驚くほど困難であることがわかった。それにはおよそ以下の要因が関係していた。

①正しいことを言わなければならないという意識に囚われる。

②行動次元の観察に囚われ、全体の流れを読み取ることができない。

③違和感をつい流してしまう――自分の情動の動きに向き合うことを回避する。

④捉えどころのない情動の動きへの戸惑いからより抽象的な言葉を使いたくなる。

⑤情動の動きを感じ取れないために次第に自らの論理的矛盾に突き当たる。

⑥自らの情動不安が賦活され、それに圧倒されて何も言えなくなる。

　その詳細は近著『臨床家の感性を磨く』（小林、二〇一七b）に譲るが、ここで筆者がとりわけ強調したいのは、ひとつには、情動の動きを感じ取るためには、細かな行動一つひとつにとらわれないで、両者間のこころの動きに臨床家も身を委ねながら感じ取ることが大切だということである。言葉を換えて言えば、アクチュアリティとしての現実を把握することに留意せよということである。

　ついでより重要だと思われるのは、アンビヴァレンスという情動の動きを感じ取ることは、臨床家自身の潜在化しているアンビヴァレンスを刺戟し、時に自分自身の過去の辛い「甘え」体験をも想起させることが少なくないことである。人によってはそれに圧倒されて、対象の母子間のアンビヴァレンスを感じているのか、それとも自分の過去の賦活化されたアンビヴァレンスを感じているのか、判別さえ困難な事態に陥ることさえあるからである。

さらには、アンビヴァレンスという不快な情動は誰にとっても掴み難い、言葉に形容し難い性質を帯びたものであるため、つい抽象的な用語で曖昧に過ごしてしまいやすいことである。

六　子どもの臨床家がはまりやすい陥穽

「関係をみる」ことは、両者間に流れる情動の動き、ここでは特にアンビヴァレンスという独特な情動の有り様を感じ取ることである。このことは従来の臨床感覚を持った臨床家にとってすこぶる困難なことだということがとてもよくわかってきた。

何回か臨床家を対象に感性教育（と言っても学生相手のように十分な時間をかけて対話を進めることは困難だが）を試みてきた。その一端をここに示してみよう。

なお、参加者はすべて日常診療で子どもを中心に臨床を行っており、多くは子どものこころの診療医（などの専門資格）を標榜している臨床家などである。臨床経験年数は数年から数十年と様々である。

ここではある事例の「母子関係の特徴をタイトルにして示してください」という課題に対する反応（タイトルのみ）を取り上げている。

小児科医1　「透明のカプセルの中の子ども」
小児科医2　「自己コントロール」
心理相談員　「この子はどこを見ているの？」
産婦人科医　「僕、お母さんに片思い」
小児科医3　「アンビヴァレンス」
小児科医4　「お母さんがいないとダメ」
大学院生　「同じものを見ようよ」
小児科医5　「一緒にいたい。遊びたいよ。お母さん」
小児科医6　「お母さん、一緒にいてね」
臨床心理士　「大人と子ども」
小児科医7　「ボール職人」
精神科医　「一緒に遊ぶってむずかしいね」

「透明のカプセルの中の子ども」という微妙な母子関係をなんとなく感じ取ったであろうことが推測されるタイトルもあるが、とても印象的で目立つのは、「僕、お母さんに片思い」「お母さんがいないとダメ」「同じものを見ようよ」「一緒にいたい。遊びたいよ。お母さん」「お母さん、一緒にいてね」「一緒に遊ぶってむずかしいね」という子どもの気持ちを代弁しているかのようなタイトルが非常に多いことである。

筆者がこれらの反応を見て考えたのは、小児科医であれ、精神科医であれ、子どもを中心に診療している臨床家は子どもに対する思い入れがとても強いということであった。そこには子どもへの強い愛情を感じ取ることができるし、それが臨床の仕事への情熱となり、強い動機付けとなっていることは確かであろう。

しかし、正直に言えば、筆者はこの結果をみて強い危惧を抱いた。それは何かと言えば、彼らは目の前の子どもの思いそのものを本当に肌で感じ取った上で、そのように表現したのだろうかという疑問である。

ＭＩＵで見てきた子どもたちすべてに指摘できることは、子どもたちの思いは「……である」というふうに言葉で明瞭に表現することのできるような性質のものではないからである。筆者はそこに子どもの母親への「甘え」をめぐるアンビヴァレンスを感じ取ったのだが、アンビヴァレンスとは、相反する感情や思いを示す実に微妙な情動（こころ）の動きである。つまりは「甘えたい」とも明瞭に言えないが、そうかと言って「甘えたくない」とも言えない、非常にもどかしい、なんとも言い難いところに最大の特徴がある。そのような繊細な情動のありようを生のかたちで感じ取ることが、われわれ臨床家にはまず何より求められるのだ。そうではなく、「……である」はずだという思い入れから接近するならば、母子双方を臨床家の望む方向へといつの間にか誘導することにつながりかねない。一見、子どもへの愛情を感じさせ、美しく響く言葉であるがゆえに、その危険性は大きいと思うのである。

七　感性教育で学生はどのような気づきを得るか――自己理解の深まり

感性教育を行ってみて確かな手応えとして得られたのは、学生の多くが「関係をみる」こととそれにまつわる対話を積み重ねていくことによって、自分自身に対する深い洞察を体験していることである。その内容を検討すると、他者理解が自己理解と深く繋がっていることがよくわかる。

以下取り上げる学生の体験談は、全講義（計十五回）の終了後に、筆者が学生に出した課題「講義の体験を振り返り、自分が何を考え、どのような事に気づき、何を学んだか、タイトルをつけて、具体的に論じなさい」に対して提出されたものである。

学生（A子）は臨床心理士を目指す大学院生で、真面目で努力家。幼子を育てながら社会人学生として勉学に励んでいる女性である。供覧したのはつぎのような事例である。

●一歳〇ヶ月　男児[*34]

視線が合わない、あやしても笑わない、抱きづらいなどの相談での受診例である。母親はこれまでこの子を「赤ちゃんらしく感じたことがない」と語るのが印象的であった。ＳＳＰでつぎのような母子関係の特徴が認められた。

最初、母子二人で過ごしている時には、母親がそばで懸命に働きかけているが、それを無視するようにして背を向けて黙々とボールを手にして遊んでいる。しかし、ストレンジャー（ＳＴ）が入ってくると、じっと見つめて様子をうかがっている。母親はＳＴに幾度も挨拶を促すが、それに応じる気配はない。それにもかかわらず、母親は盛んに子どもの頭を撫でている。ＳＴと二人きりになると、最初子どもは気遣ってＳＴの方を見つめて社交的に振舞おうとするが、ついに堪忍袋の緒が切れたように泣き始める。母親が戻って抱きかかえると、すぐに泣き止むが、母親の身体に密着するのを避けるような姿勢を見せる。一人きりになると、数十秒してから激しく泣き始めたため、すぐに母親に入室してもらうと、母親に抱かれた途端に泣き止むが、身体は仰け反り、自分の親指をくわえてしゃぶっている。

全体を通して、子どもは母親に対して「拗ねた」行動を取っているが、いざ母子分離になると、抑えていた不安に耐えきれなくなり、母親を求めている。しかし、再び母親と接する段になると、途端に回避的反応を示している。ここに独特な母子関係の特徴が示されている。

事例の供覧後、ＳＳＰでの最初の母子二人の場面で子どもは母親に背を向けながら黙々とボールテントからボールを取り出し、後ろにいる母親を無視するかのようにして、母親のいない方にボールを放り投げている。筆者はそこに子どもの母親に対する屈折した「甘え」つまりは「拗ねている」こころを感じ取っていた。

＊34　拙著『「関係」からみる乳幼児期の自閉症スペクトラム』事例二、五五–五九頁

A子はこの母子関係の特徴として「なかなか目が合わない親子」と述べている。そして、その根拠として「……子どもはお母さんと遊びたくてボールを後ろに投げているけれど、お母さんは子どもがボールに興味を持って遊んで欲しいという遊び方をしていると感じたからである……」と記述していた。

そこで筆者は「お母さんと遊びたくてボールを後ろに投げている」と述べた内容について、子どもの気持ちをそのように明確に述べることができたのはなぜか、その根拠を尋ねていった。（ここでは対話の詳細な過程については省略する。）

そのような対話の中からA子は次のような気づきを得ることができた。

「自分を理解する」A子（大学院一年）

講義の体験を振り返り、私は自分を知ることにつながる講義だったと考える。どんな自分を知ることができたかというと、他者をみる時の捉え方と同時に自分の考え方、表現の仕方である。これは、SSPの観察とそこから感じたことを文章にする段階、そしてそれをみんなの前で表現して他の人と対話することによってわかった。次に、具体的にどのようなことで気づき学んだのかについて述べる。

他者をみる時の捉え方では、ありのままの事象から（離れてしまい実際の姿を）少し理想化して捉えているということがわかった。これは、SSPの事例において、子どもがボールを後ろに手当たり次第に転がしていた場面を、子どもの後ろにいた母親に向けたものと捉えて観察し、表現していたことから気づいた。それは、みんなと議論をした時に、他の人の「母親に向けて転がしたとは思っていなかった」という意見から気づかされた。このことから私は、拗ねている子どものありのままの事象を母親とやりとりしている事象に少し変えて捉えており、他者の捉え方が日頃もそうなのかもしれないということを考えさせられた。また、ありのままに捉えることの重要性を学んだ。

次に自分の考え方でも、他者をみる時の捉え方と同様に、自分自身の現実を受け止めてすぐに前向きに捉えていることがわかった。特に悲しみや怒りなど否定的な感情に対して起こりやすいことがわかった。これは、前述した他者をみる時の捉え方と同じような場面で気づきを得たが、それに加えて、先生から「自分の感情をいったん自分のなかで（飲み込んだ後に）前向きに捉え直して表現している」と言われたことからも気づかされた。日頃の自分を振り返っても、自分自身で「あの人嫌い」「なんであんな言い方をするのだろうという怒り」とかマイナスな気持ちを言いたくないと思っていた。また友達がこのようなことを言った時には、「意外とこういう面もあるんじゃないの」などマイナスではない見方を考えていた。自分のなかではこれまで無意識にこのような前向きに捉える作業を行っていたので、特別なこととは思ってもいなかったが、この講義を通して自分の思考の特徴であることがわかった。同時に、自分を守る対処法だったのではないかと感じた。なぜこのようなことに気づくことができたのか考えてみると、他者の映像を見て感想を書くという課題だったからだと考えられる。自分をただ見つめるだけでは、このような理解にまでは深まっていかなかったと考えられるが、他者の映像を見て自分が感じたことを書く時には、他者に気持ちが向いていて、自分に対して無防備だったからだと考えられる。そのため、そこに自分のクセがはっきりと反映したのかもしれないと感じた。……（中略）……

この講義を通して、これまで無意識にしていたことを、自分の特徴やクセとして理解することが出来た。これらの特徴やクセに至った理由を考えると、すべて共通して繋がっていると考えられた。それは母親の影響である。母親は何でも先走って私に何かと言ってくる人だった。そのことが、私の（母親の言うことを良く聞く）素直でいい子には結びついたと思うが、何事に対しても根拠づけて考えることが少ないという自分の特徴とも関連していると考えられた。また悲しかったことや辛かったことを母親に話しても、「そんなことない」と前向きに言われ続けてきたことが、自分の思考にも影響しているのではないかと考えられた。母親の言動は、単純に私のつらい話を聞くのが面倒臭かったのかもしれない。しかし母親はそのように考えることで自分を鼓舞してやってきているのを知っているので、自分の娘にもそうした考えを無意識に言っていたのかもしれないとも考えられた。考え方や思考が自分の気づかないうちに親から私へと世代間伝達していることを考えさせられた。

講義を通して、（意識的には）ＳＳＰの事例を観るなかで「他者を理解する」ように努めていたが、結果的にはこれまで気づかなかった自分自身の特徴やクセに気づいたことが自分のなかでは大きな学びであった。またそれを知ることで自分自身の過去について振り返って今の自分に繋がっている事柄を考える機会にもなった。この講義で学んだことが、今度は他者を理解するために活かされるように、自分の課題と向き合い、努めていきたいと考える。（傍点は筆者）

A子自身の気づきは筆者にとっても大きな学びであった。良い（望ましい）方に良い方に見ようとすることは奨励されることがあっても否定されることはないだろうとする考え方もあろうかと思うが、彼女自身が気づいたように、それが（アクチュアリティとしての）現実を捉える観察眼を曇らせることにつながる危険性があることを見過ごしてはいけない。

しかし、A子の気づきそのものは、ある意味では親が子育てをする際に、ごく自然に生まれる心情でもある。「はえば立て、立てば歩めの親心」というように、子育てにおいて「こうあってほしい」という願いが働くからこそ大変な育児にも喜びをもたらしてくれるものである。思春期の多感な時期に異性への恋心が芽生えれば、「あばたもえくぼ」であるから、時と場合によっては対象を理想化してみてしまうのは、自然なこころの変化ともいっていいであろう。

しかし、臨床家として患者と相対する立場に置かれた時に、このような心理があまりにも強く働いてしまうと、目の前の患者の現実の姿をアクチュアルに捉える目を曇らせることになる。人間理解はまず現実の姿をありのままに捉えることから出発しなければならないからである。A子の気づきはまさにそのことを指摘してくれているように思われる。

このA子の体験談は、先の子どもの臨床家たちが過度に子どもたちに思い入れをすることによって、子どもの気持ちをまるで代弁しているかのように錯覚することが多い理由を考える上で随分と参考になるものだと思う。

八　臨床家は自らのアンビヴァレンスに気づかねばならない
——学生の体験談からの学び

筆者は講義の最後に、「『関係をみる』ことは『個をみる』こととどのように異なるのか、タイトルをつけて自分の理解した範囲で述べなさい」という課題を出す。そこである学生が感動的な体験を報告しているので紹介しよう。

なお、この学生たちは講義の中で、アンビヴァレンスへの対処行動の一つである「母親に媚を売る」事例（二九頁）を観察し学んでいた。

「実際の〝違和感〟」 D子（大学院一年）

「個をみる」ということは、リアリティに視点をおいたもので、表に現れている物事、行動や現象、臨床での症状を中心とした見方であり、「関係をみる」ということは、アクチュアリティに視点をおいた、自分の内面に湧き起る情動の動きを通して、相手の情動の動きを感じ、こころのありようを理解するということである。「個をみる」ことは「客観性」を伴っており、表にみえる〝事物〟の一部分を捉えているが、「関係をみる」ことは、その物事の中にある〝動き〟に身を置き、感じるというところに大きな違いがあると考えている。

これは余談になってしまうかもしれないが、集中講義終了直後の週末に、私は市外で病院実習を受けた。その日は、発達障碍を抱えた子どもたちのデイケアの実習で、一〇名ほどの未就学児から中学生までの子どもたちが参加していた。そこで、四年生のひとりの男の子がとても気になった。その男の子は、ＡＤＨＤと診断を受けており、デイケアで行われているプログラムの最中も、おしゃべりが止まらず、他者の話に割り込み、その話にまつわる自分がもっている知識を早口でたくさん話していた。みんなで行った魚釣りゲームでは、自分が負けると苛立ちをあらわにして、邪魔をした友達を大きな声で責めたてながら、ドアを力強く蹴ったりしていた。その場に参加しながら、この男の子は、なぜこのような行動をとっているのかということを考えた。症状だけをみれば、ＡＤＨＤだからこのような行動をとっても仕方がないと考えられると思うが、集中講義を受けたばかりの私は、関係性がとても気になった。なんとなく、悶々とした色んな疑問をもちながら、プログラムは終了し、子どもたちの親が迎えにやってきた。何気なく、その男の子に目を向けると、迎えに来たお父さんに近寄る男の子の姿があった。私は、その瞬間に、男の子とお父さんの間に流れる〝違和感〟を感じた。「先生がお話になっていたことはこのことか！」と、からだに衝撃が走るような感じがした。その〝違和感〟を表現する明確な言葉が浮かんでこないが、男の子がお父さんを見た瞬間に、急に穏やかな、プログラムの中には見られなかった表情になったのである。一見すると、お父さんに会えた喜びが現れているようにも見えるが、不自然な微笑みに見えてしかたなかった。お昼休みに、指導担当の先生と話をしたとき、その男の子のお父さんは学校の先生で、しつけもとても厳しく、ときには手をあげることもあるということが分かった。それが分かったとき、あのときに感じた

〝違和感〟は、男の子の父親に対する怯えや、そこから生まれる抑圧された苦しい感情が感じられたのかもしれないと思った。最後に、臨床心理士の先生が「この男の子には、ここでは家でも適応できるエネルギーを養ってもらいたい」と言われた。その言葉に、なんともいえないせつなさともどかしさを感じた。

この学生の体験談を読むと、彼女は明確に「関係をみる」ということの重要なポイントを掴んでいることがわかる。ＡＤＨＤの診断名という色眼鏡で男児の行動を意味づける誘惑に駆られながらも、場の流れ（文脈）を読み取りつつ、父親との再会場面での子どもの豹変ぶりに、彼女は「子どもが父親に媚びている」態度を見て取っている。

筆者が感性教育で求めているのはまさにこのような学生の感性であったので、この報告を読んだ時には感激したものである。

じつはこの学生は最初からこのような感性を示しているわけではなかった。それどころか、ある意味「個をみる」ことに自信さえ持っていた学生である。だからこそ今回の感性教育は彼女を大きく揺さぶるものがあったのである。

最初に供覧した事例での彼女の自分への気づきを伴った衝撃的な体験が以下述べられている。

「認めたくない事実」　Ｄ子

講義の冒頭で、小林先生が話されたことは、「臨床において大切なことは〝個〟をみるのではなく〝関係〟をみる」ということ。私のノートの中にもしっかりとメモとして残してある記述である。しかし、この事例で私がみていたものは、幼児の〝行動〟のみに視点を置いたものであった。「指しゃぶり」「泣き顔」「手の動き」など、このような幼児の様子、つまり、〝個〟をみていたのである。

この事例について、私は「指しゃぶりによる分離不安の解消」をタイトルにした母子関係の特徴を講義の中で発表した。その時の自分の気持ちは、ハッキリとした確信に満ちたものであった。しかし、先生から、「子どもはなぜ、指しゃぶりをするのか？不安を解消するものだとしたら、なぜこの子どもは、母親に抱っこされながら指しゃぶりをしているのか？」と問われた時、私の心の奥がざわつき始めたのを覚えている。母親と子どもの〝関係〟をみることができていなかったという事実と同時に、映像の中にある母親から抱っこされても安心できない幼児を受け入れたくなかったのである。心がざわついたまま、「この子どもは母親から安心感を得ている」という考えを疑い始めてもいたが、そうではないと言い聞かせながら、自分の偽りの意見を押し通そうとしていた。そのざわつきは、意見を述べながら、少しずつ、少しずつ、心の中心に集まり始め、重く自分を苦しめるようなものに変わっていった。「これは何なんだろう？」とその時は、この苦しみの意味が分からなかった。

講義が終了し、私は車に乗って子どもたちを迎えに保育園に向かっていた。車を運転しながら、講義を受講中に感じたことを振り返っていた。その時、ハッと気づいた。それは、母親は子どもを安心させられる存在であるということを自分で思い込んでいたこと、である。つまり、その考えの奥にあるのは、自分の母親は優しくいつでも自分に安心感を与えてくれる存在だと思い込んでいたことではないかと感じた。

私が四、五歳の時だったと思うが、母親は外出しなければいけない大事な用事があったようで、私に一緒に来るように言ったが、私は家で遊んでいたいと駄々をこねた。押し問答になった末、二歳離れた弟だけを連れて私を一人家に残して出かけたことがあった。まさか私だけを置いていくとは思いもよらなかったが、母親は外に出て行った。急に淋しくなった私は母親を追いかけようと家の窓越しに「お母さん！」と叫んだが、すでに車の姿はなく、とてつもない悲しみと恐怖を感じたことがあった。

その記憶はしばらく忘れていたが、私が子育てをするようになってしばらく経った時に、ふと思い出したエピソードだった。

今考えると、自分の子育てを通して、自分の中で認めてはいけないと蓋をしていたものが開いて、本当は認めて欲しかった部分が現れたのかもしれないということ、つまり、この講義で体験したことから、わが子を通して、幼い頃の自分自身を感じていたのかもしれないということを理解できた。またそれと同時に、そのエピソードは、母親の期待に添うように頑張って生きることの始まりだったのかもしれないということも感じ始めている。この文章をまとめながら、私の目に涙が溢れ出した。その涙の奥には、せつなさ、葛藤、淋しさ、恐怖など様々な感情が入り混じっていた。この事例は、私に大きな一歩を踏み出す機会を与えてくれたように感じた。（傍点は筆者）

この大学院生は子育てをしながら学んでいる社会人学生であるが、対話の中で自分自身の内面の動揺やその後の変化がとても率直かつ的確に語られていて、こころを打つものがある。

この事例の母子関係の特徴を捉えて発表した時、彼女はとても自信があったという。語られた内容は彼女の気づきからもわかるように、子どもの行動特徴を的確に捉えてはいるが、それは「個をみる」という視点から捉えたものである。そこで筆者は彼女のタイトル「指しゃぶりによる分離不安の解消」のみでなく、母親に抱かれていることにも注意を向けるように促して、母親に抱かれていることがこの子にとってどのような体験となっているのかを考えてもらうように、問いを投げかけた。それが契機となって、彼女の自信が揺らぐとともに、その不安は何から来ているのかを考えるようになっている。

彼女がその不安の起源に気づいたのが、自分の子どもを迎えに行った道中であったというのは、とても感動的である。母親としての自分を常に意識することの多い女性だったからこそこのような気づきが生まれたのかもしれない。

この大学院生の体験談から、「映像の中にある母親から抱っこされても安心できない幼児を受け入れたくなかった」思いによって、この母子関係に流れているアンビヴァレントな情動の動きを感じることが困難であったことがわかる。

彼女の気づきは、臨床家であればみな他人事ではないことに気づくであろう。

文献

小林隆児（二〇一七ａ）『臨床力を高めるための感性教育』（研究叢書四二号）西南学院大学学術研究所、非売品.
小林隆児（二〇一七ｂ）『臨床家の感性を磨く―関係をみるということ―』誠信書房.

第7章

おとなの発達障碍に対する精神療法の勘どころ

まず前章の要点をまとめておこう。

①精神療法の標的とすべきは、不安への対処行動としての症状の消退ではなく、その背後に蠢いている情動不安としてのアンビヴァレンスである。

②関係病理であるアンビヴァレンスを捕捉するためには「関係をみる」ことが必須である。

③「関係をみる」ことは、面接過程での現象であるアクチュアリティとしての現実を掴むことである。

④なぜなら「関係をみる」ことによって文脈を読み取ることが可能になり、一つひとつの言動の意味が浮かび上がってくるからである。

⑤精神療法の核心であるアンビヴァレンスの捕捉のためには、臨床家は自らのアンビヴァレンスを体験的に理解することが求められる。

⑥「関係をみる」ためには、患者のこころの動きを臨床家のそれとの函数として捉えなければならない。

以上の諸点を踏まえることによって、はじめて関係病理としての「あまのじゃく」を捕捉することが可能になる。

一　関係病理としての「あまのじゃく」をいかにして捕捉するか

関係病理を「あまのじゃく」と称したのはなぜか

〇歳から一歳台の子どもと母親とのあいだに、「母親が直接関わろうとすると子どもは回避的になるが、いざ母親がいなくなると心細い反応を示す。しかし、母親と再会する段になると再び回避的反応を示す」独特な関係病理が認められることを、筆者は見出し、それを「あまのじゃく」と称した。

「あまのじゃく」は「他人ノ言行ニサカラヒテ、故意ニ、彼レ、右ト云ヘバ、我レハ、左ト云ヒ、彼レ、左ニスレバ、我レ、右ニスルヤウナルニ云フ。（男、女、トモニ呼ブ）」（『新編大言海』（大槻、一九八二、八五頁））ように、他人の言動に逆らって同調しようとしないという独特な対人反応パターンを示すところに最大の特徴がある。

関係病理としてのアンビヴァレンスを、われわれ日本人に馴染み深い日常語「あまのじゃく」と表現することによって、誰でも乳幼児期の母子の独特な関係が目に見えるように思い浮かべやすくなると考えたからである。

「あまのじゃく」は二者関係の独特なこころの動きを示す。それはなぜかといえば、「甘えたくても甘えられない」というアンビヴァレンスが強いということは、自分の「甘え」が相手に悟られることに強い恐れを抱いていることを意味し、それゆえ、「甘え」の感情が表に出そうになると、途端にその姿を隠そうとするのだ。文字通り「右といえば左、左といえば右」そのものの動きを示す。

「あまのじゃく」（小林）と「隠れん坊」（土居）

したがって、治療者がいかなる態度で患者に関わるか、その関わりの質（こころの動き）そのものが患者の「あまのじゃく」なこころの動きを引き出すか否かを左右する。「患者のこころの動きを臨床家のそれとの函数として捉えなければならない」意はそこにある。臨床家自身も自分のこころの動きに自覚的でなければならないのはそのためである。

第3章で取り上げたように、こうした患者の見せる関係の妙を土居（一九九七）が「隠れん坊」と称したのはとてもよくわかる話である。

関係病理としての「あまのじゃく」は具体的にどのようなかたちで表に現れるか

乳幼児期早期におけるアンビヴァレンスの現れをより具体的に示すと以下のような反応である。

乳児期であれば、母親が遠くから見つめると、乳児は視線をこちらに向けるが、いざ近寄っていくと、視線を回避する。離れていると母親に抱っこをせがむが、いざ母親が抱っこしようとすると、仰け反って嫌がる。母親が抱くと、乳児は二の腕を母親の身体と自分の身体の隙間に入れて、密着するのを避ける。母親の乳房をほしがらず、自分の身体の一部をいじったり、しゃぶったりするなど、アンビヴァレンスはとてもわかりやすいかたちで表に現れる。

しかし、アンビヴァレンスによる不安は生々しいかたちで顕在化することが次第になくなり、それにかわって、不安への対処行動が前景に現れてくる。具体的には以下のような表現型を取るようになる。

幼児期では、部屋の中で一緒にいると、どこか落ち着かず動き回り、とりつく島がない感じである。母親に抱きつくと同時に噛み付く。母親が傍にいるとことさら背中を向けて、関心がなさそうに振舞っているが、いざ母親がどこかに行こうとすると、まるで心細いかのような反応を見せるなど、次第に表現型も複雑になっていく。

学童期になると、母親が話しかけると、ことさら無視して応じないが、母親が他の人と話を始めると、ふたりの間に割って入って話の邪魔をする。まるで相手を挑発するようにして相手の嫌がることをわざとらしくやる。その行動も次第にエスカレートして深刻化するために、周囲との関係のねじれも複雑になっていく。しかし、思春期以降では、直接観察する機会が乏しくなるせいもあるが、母子関係の中でストレートに表現されることは少なくなり、面接中、治療者とのあいだで現れることが多くなる。それは第三者（客観的）にはわかりづらいものとなり、治療者が面接の中で自ら感じ取ることによってしか把握することが困難になっていく。

以上から、発達障碍も加齢とともにアンビヴァレンスを捕捉することが次第に困難になることがわかるであろう。

こころの動きはからだの動きとして表に現れる――こころはからだの細部に宿る

では、おとなの発達障碍においてアンビヴァレンスはどのようなかたちで表に現れるのであろうか。そのためのヒントになるのは、乳幼児期早期にアンビヴァレンスの強い子どもはどのようなデリケートなからだの動きを示しているか、その具体的な姿である。

ＳＳＰで観察したわかりやすい例を一つ取り上げてみよう。

●一歳七ヶ月　女児[*35]

最初母子二人で過ごしていたときである。

子どもは遠くにある何かを取って欲しそうに腕を前方に差し出して母親に訴えているが、母親は何を取ってほしいのかわからず困惑している。ただ、よくよく見ていると、子どもは明確に何かを取って欲しくて腕を差し出しているのではないことがわかる。なぜなら、差し出している手の先を見ると、人差し指で何かを指しているのではなく、指先は丸まっていたからである。

そこでさらに見てみると、母親が子どもに近づくと、伸ばした腕を引っ込めたり、差し出したりと繰り返している。子ども自身もどうしたいのか困惑しているのがよくわかる。

この様子から、じつは、子どもは母親にしがみつきたい、抱っこされたいにもかかわらず、それがわかってもらえないゆえに、このような曖昧な動きをしていることがわかる。それが証拠に、母親が子どもに寄ってきた際に、腕を母親の肩に回したかと思うと、すぐにそれを引っ込めるという動きを見せている。

このように自分の思いを表に出したかと思うと、それをすぐに引っ込める、そんなからだの動きに子どもの母親に対する「甘えたくても甘えられない」アンビヴァレントなこころの動きが如実に示されている。

この例で筆者が示したかったのは、子どもが見せた「腕を母親の肩に回したかと思うと、すぐにそれを引っ込める」からだの動きである。子どものアンビヴァレンスという情動の動きはからだの動きとなって如実に表に現れているのだ。そして、これこそ子どものこころの動きを示しているということができるのである。

このようなこころの動きは、大人の患者との面接でもけっして珍しいものではない。

●二二歳　男性（大学四年）（学生相談）

「就活中だが、不安定になる」「自分はＡＤＨＤではないか」との相談であった。スーパーウーマンのような母親に育てられ、母親の思いがしっかりと彼の中に埋め込まれてしまい、いまだに強い怯えともいえる対人不安が支配的な学生である。「蛇ににらまれた蛙」という状態である。筆者は母親の存在が大きいことを見て取り、まずは母親について訊いていった。

「母親は僕とは正反対の人。とても明るくて人付き合いが上手。人前で普通に立ち回る。誰にも好印象を与える。賢い人」と表現する。

「そんな母親が教えている塾に通わされていた」とも言う（ここで初めて母親にいやいや通わされていたこ

＊35　『関係から見る乳幼児期の自閉症スペクトラム』事例四（六二―六六頁）

とが言葉によって表現されている）。

塾に通っていても「自分だけ問題が解けない。他の人ができるのに悔しい。兄はすごく賢い。要領が良い。自分は簡単な問題もできない。うまく勉強をこなせないから恥ずかしくて泣いていた。すると僕は母親に襟首をもたれて、リビングまで引きずられ、叩かれたことがある」という。

それを聞いて筆者は思わず「それはひどいね」と言うと、彼は言下にそれ（ひどい仕打ち）を否定し、「そうじゃないんです。ものを知らなくてすみません」と即座に否定する。

そうかと思うと、母親のことを「怒ると感情をコントロールできない」と言いつつ、これまた即座に「でもヒステリック……ではありませんけど」と否定する。

小学生の時のソフトボール部の監督についても「罵声……ではないんですけど、浴びせられた」などと言い淀む。

ヒステリックな母親であるにもかかわらず、そんな思いを引っ込める、監督から罵声を浴びせられたにもかかわらず、罵声ではないかのように引っ込める。

彼の発言で非常に目に付いたのは、母親に対する自分の怒りの感情が口から出そうになると、慌てて引っ込めようとするため、途中で言葉を言い澱んでしまう。すると先ほどの発言を修正し謝っている。目の前に母親がいなくても強い怯えが染み付いている。母親へのアンビヴァレンスが高じてしまい、自分を表に出すこと自体に強い困難を感じさせる。

以上の二つの例から、両者のこころの動きが如実にからだの動きに反映していること、そして両者間の動きに同型のゲシュタルトを見て取ることができるのである。

文脈を読み取ることによって関係病理としての「あまのじゃく」を捕捉する

先の例はからだの動きとして捉えることで比較的容易にアンビヴァレンスを捕捉することができるが、難しいのは、面接全体の流れ、つまりは文脈を読み解くことによって初めて捕捉することができるアンビヴァレンスである。まさにこれこそ関係病理としての「あまのじゃく」をよく示しているのだが。

まずは子どもの例から取り上げよう。

●四歳〇ヶ月の男児[*36]

初診時に自閉症と診断し、ＭＩＵで親子治療を実施した事例である。

初回のセッション。最初であることもあって、家族みんな（両親と姉）で自由に遊んでもらった。そこでの印象的なエピソードである。

姉は部屋に入るなり、興奮しながら目にした玩具を自由に手にとって遊び始める。両親は男児をなんとか一緒に遊ばせようとして色々と誘いかけるが、男児は両親から離れて一人で勝手に遊んでいる。

＊36　この事例の治療経過は『自閉症のこころをみつめる―関係発達臨床からみた親子のそだち―』（小林、二〇一〇）に詳しい。

そんな状態がずっと続き、結局最後まで男児は家族の中に加わることはなかった。

終わりの時間になったので、筆者がそろそろ終わろうと合図を送ると、両親は玩具を片付け始めた。すると、その様子を見た男児は部屋の中央に出てきて、元気よく遊び始めたのである。

みんなで一緒に遊ぼうとすると回避的になるが、いざみんなが終わろうとして片付けモードになった途端に、男児はそれに逆らうようにして遊び始めている。文字通り「あまのじゃく」な行動である。

●三六歳　男性

生活自立支援施設内で「性的問題行動（強姦、猥褻行為など）」を頻繁に起こすことで問題となっていた男性である。施設職員からの依頼で面接を開始した。初回の面接では反抗的な態度で終始した。次回の面接でも同様の態度が続いていたが、終わりに近づいた時のエピソードである。

筆者は「そろそろ時間だから終わろうかね。何か話しておきたいことがあるかね」と伝えた。すると、驚いたことに彼の態度が突然変わったのである。それは当時の筆者にとっては予期せぬ反応であった。

それまでは感情を交えず、「自分はこれまでひどい育ちを受けてきた。いじめられてきた」などと淡々と話していたが、終わりを告げた途端に、彼は優等生のようになり、やや哀願口調で、次のようなことを話し始めたからである。

「もう少し、親が自分の面倒をみてくれたら、こんなダメ人間にはならなかった。仕事も頑張れた」「こんな俺にしたのは親のせいだ」「自分は彼女ができて結婚するなら、彼女の両親を大切にしたい」などと。

二つの事例とも、面接全体の流れ、つまりは文脈から患者の言動をみると、「あまのじゃく」と同型のこころの動きのゲシュタルトを見て取ることができる。

筆者が熱心に彼らに関わろうとすると、一貫して回避的態度を取っているが、筆者が面接を終えようとして距離を置こうとすると、途端に一転して相手をして欲しそうな態度を取っているからである。

このように、患者のアンビヴァレンスを捕捉するためには、患者のこころの動きを、その文脈を通して読み取るとともに、そのゲシュタルトの同型性に着目することが必要なことがおわかりいただけただろうか。

二　面接においてアンビヴァレンスをいかに扱うか

つぎに、面接で捕捉したアンビヴァレンスをいかに扱うことが治療的となるか考えてみよう。

変態的な依頼関係（土居）

そのためには、そもそもアンビヴァレンスの原型として取り上げた子どものこころの動きを思い返してほしい。

本心では母親に甘えたいのだが、それを直接的に表に出すことには強いためらいがある。なぜなら、受け止めてもらえなかった際の傷つきをいたく怖れるからである。アンビヴァレンスの強い状態にあっても、子どもは甘えたい気持ちを捨て去ることはできない。そのため、つねに母親の顔色をうかがい、その一挙手一投足に振り回されることになる。

このようにアンビヴァレンスの強い状態にあっては、子どもはこころの自由を失い、母親の言動に支配されるようになる。

このような母子関係を土居（一九九四）は「変態的な依頼関係」と称してつぎのように説明している。

> （子どもが母親に甘えられない場合：筆者注）甘えた場合とは違う別種の依頼関係が成立する。（中略）甘えられないのであるから、依頼心は満足されていないが、しかし満足を求めるこころは持続しているために、相手方の出方に自分の感情が鋭敏になり、結局は自分の気持ちが相手によって左右される変態的な依頼関係が成立することになるのである。
>
> （「神経質の精神病理―特に『とらわれ』の精神力学について―」『日常語の精神医学』二九頁）

したがって、患者は安易に「甘え」を出すことはないが、つねに彼らの言動の背後に「甘え」のアンビヴァレンスが蠢いていることを考えておく必要がある。なぜなら、われわれ臨床家は彼らの「甘え」をいかにして捉え、それを引き出すかが問われているからである。

「甘え」が顔を覗かせる瞬間を見逃さない

ただし、患者の「甘え」を引き出すと言っても、強引に力ずくで行うわけではない。患者の「甘え」は用心深く、さりげなく、ちらっと顔を覗かせるものである。それに気づくには、臨床家の感度が問われる。常に感度を上げて関わる必要があるのだ。そして患者の「甘え」が顔を覗かせた瞬間を捉え、さりげなくそれを取り上げ、「甘え」を出しても大丈夫だとのメッセージを伝えることが必要である。これがうまくいかないと、アンビヴァレンスはさらに刺戟されて、患者の葛藤を強め、破壊的、挑発的な対処行動を誘発することになりやすい。

アンビヴァレンスへの対処行動をさり気なく取り上げる

アンビヴァレンスへの多様な対処行動の背後には強いアンビヴァレンスが蠢いていることは再三再四述べてきたが、アンビヴァレンスというからには、必ずそこには強い「甘え」が息づいていることを忘れてはならない。つまり、本心では患者は他者に「甘えたい」という思いを失ってはいない。助けを求めている。しかし、それを率直に出せないのだ。

そのようなアンビヴァレンスの強い患者に対して、臨床家はまずはそれに気づかなければならない。そしてそれを患者の前でさり気なく取り上げることである。なぜなら、患者は自分の「甘え」に気づかれることに対する強い怯えがあるからである。

その際、大切なことは、対処行動の背後に「甘え」が息づいていることを感じ取ることである。そして、「甘え」を出しても大丈夫であることを暗に伝えなくてはならない。そうすることによって初めて患者は

「甘え」を出すことができるようになるものである。

三　「関係をみる」ことは「勘を働かす」ことに通じる

最後に、なぜ「勘どころ」などという学術書ではあまり馴染みのない日常語を本章のタイトルに用いたのか、その理由を述べておこう。

以前、筆者は、土居（一九九四）を引用しながら、「勘」についておよそつぎのように解説したことがある（小林、二〇一五）。

「勘」は、何か予想しない変化に遭遇した際、その背後に何があるかを探知しようとして起きるこころの働きを意味し、その背後にあるものに対して、それを成立させている隠れたコンテクスト（文脈）を探り当てるためには「勘を働かす」ことが必要である。このコンテクストなるものはコミュニケーションの内容を決定する重要な枠組であることから、コンテクストを探り当てる勘がコミュニケーションを成立させる条件であるともいえる。しかし、勘を働かせることは誰にとっても容易でないのは、その場でいつどのようなコンテクストが選ばれるかには無限の可能性があるためである。したがってそのつど選ばれたコンテクストに照準を合わせることができる点に勘の良さが現れる。コンテクストは当事者の関係の内実そのものに規定されているゆえに、コンテクストを探り当てるのは誰にとっても容易なことではない。

（『あまのじゃくと精神療法』四八頁）

発達障碍の中核にあるのはコミュニケーションの質的問題であるが、それは言語的コミュニケーションにおける言葉の字義がわからないところにあるのではない。国語辞典を引けばわかるような字義そのものは、一般人よりもはるかによく知っている場合の方が多いほどである。日常何気なく口にする会話で話が通じないところにこそ、発達障碍のコミュニケーション問題が潜んでいる。その点からすれば、発達障碍にみられるコミュニケーション問題は「勘」がうまく働かないところにあるということもできる。

ちょっと立ち止まって考えてみてほしい。

では日頃、われわれ臨床家は発達障碍が疑われる患者とのコミュニケーションにおいて「勘」をうまく働かせているのであろうか。

なぜ筆者がこのような過激とも思えるような問題を投げ掛けようと思い立ったかといえば、臨床家でさえ彼らとの対話で、彼らの発することばの字義にとらわれているのではないかと思われることがあまりにも多いからである。

ひとつわかりやすい例を取り上げてみよう。数年前に精神科クリニックで筆者が経験した面接での一コマである。

●一〇歳　男児

三歳のときに筆者が自閉症と診断して以来、ずっと今日まで治療関係が続いている。つい最近まで男児は臨床心理士が担当して遊戯療法を、筆者は母親の面接を行っていた。彼も小学校高学年になり、自分でかなり語ることができるようになってきたので、一対一で面接を試みようと考えた。そこで面接をしようと前回にあらかじめ伝えた。当日、面接をしようと彼に声を掛けた。彼は母親と並んで座り、おとなしく過ごしていたが、見るからに緊張している様子が伝わってきた。彼はおもむろに立ち上がったが、そのとき待合室の雑誌棚に置いてあったある雑誌を取り出し、それを手に持って面接室に入った。その雑誌には「西郷隆盛はなぜ自刃《じじん》したか」というテーマの特集記事が掲載されていた。彼は筆者の前に座るなり、その雑誌に書かれている文章を取り上げて、〈西なんとかはなんて読むんですか〉〈西郷隆盛はなぜ自刃したか、とはどういう意味ですか〉と筆者に質問を始めた。そこで筆者は思わず彼の質問に真面目に応答しようとして記事の内容を読み、「そうね……」と言いながら、私の乏しい知識を総動員してなんとか答えなければという誘惑に駆られそうになった。しかし、しばし考えて、その質問には答えないことにした。彼は記事の内容を知りたくて質問をしているのではないと思ったからである。筆者もそうであったが、彼と一対一で面接するのははじめてであったので、彼の緊張はいかばかりかと想像していた。そう考えると、筆者の気持ちにゆとりが生まれ、どうすれば彼の緊張を和らげることができるかということに思いがいくようになった。そこでしばらくはこちらから言葉をかけることを避けて、ゆったりとした雰囲気になるように努めた。その後も彼は何度か質問を繰り返していたが、まもなく彼は苛立つことなく質問をしなくなった。

そしてまもなく筆者はタイミングを見計らって、夏休みはどのように過ごしたのか尋ねていった。するとさほどの抵抗を示すことなく、映画のタイトルを話してくれた。夏休みに映画を見たことを報告してくれたのである。どんな映画だったか、その内容まで訊いていくと、再び先の質問を繰り返すようになった。そこで筆者は話すことの不安を軽減すべく、紙と鉛筆を机の上に置いて、机の近くに座るように促した。するとためらいながら私の質問に答えようと再び映画のタイトルと登場した乗り物の絵を描いて見せ、ついには説明までしてくれたのである。

面接の終わりに筆者は彼に「よくわかったよ、よかったね。よく話してくれたね」と褒めた。その後の彼との面接は筆者にとって大きな楽しみになった。

（『自閉症スペクトラムの症状を「関係」から読み解く』一〇九―一一〇頁）

彼との面接で、筆者は、彼が何度も同じ質問（らしいせりふ）を繰り返すのを聞きながら、彼の発言の真意は雑誌に記載された文面の字義を尋ねたのではないことを感じ取り、対応したことによってこのような劇的な治療展開が拓かれた。筆者は彼のことばの字義にとらわれず、「勘」を働かせたということである。

ここで筆者が指摘したいことは、「接面」で患者治療者間に立ち上がるアンビヴァレンスを捕捉するためには、「勘を働かす」ことが重要であると同時に、「勘」とはけっして根拠のない「山勘《やまかん》」ではなく、明確な根拠をもったものであるということである。ただ、ここでいう根拠は、一般にいわれる客観性をもつエヴィデンスではなく、感性に強く依拠した「感じ取る」ことを基盤とするものである。

筆者が精神医学をはじめとする人間科学におけるエヴィデンス（小林・西、二〇一五）は自然科学のそれとは異なるものであることを主張しているのはそのためである。

文献

土居健郎（一九九四）「神経質の精神病理—特に『とらわれ』の精神力学について—」『日常語の精神医学』医学書院、九−三九頁.
土居健郎（一九九七）「隠れん坊としての精神療法」『「甘え」理論と精神分析療法』金剛出版、九一−九九頁.
小林隆児（二〇一〇）『自閉症のこころをみつめる—関係発達臨床からみた親子のそだち—』岩崎学術出版社.
小林隆児（二〇一七）『自閉症スペクトラムの症状を「関係」から読み解く』ミネルヴァ書房.
小林隆児・西研編（二〇一五）『人間科学におけるエヴィデンスとは何か—現象学と実践をつなぐ—』新曜社.
大槻文彦（一九八二）『新編大言海』冨山房.

第8章

おとなの発達障碍に対する精神療法の実際

日頃から筆者は面接において心がけていることがある。

患者本人あるいは家族が発達障碍ではないかとの相談での受診例であっても、患者が主訴で述べる症状ばかりにあまり意を注がないようにしている。もちろん、症状の内容がどのようなものか、丁寧に聞き、こちらが理解できるように話を進めていくのは当然としても、その際にも患者が筆者にどのような対人的構えを取っているか、筆者の語り掛けの内容によってどのような反応を見せるか、患者の語りが筆者のこころにどのように響くか、つまりは、「接面」でのこころの動きを感じ取るように心掛けている。

たとえ初診時の面接であっても、何か気になったことがあれば、原則即座に、それを極力言葉にして話題にするようにしている。そうすることによって、患者自身も自分が発達障碍であるか否かという当初の心配は背景に退き、自分自身の気持ちに内省的な態度を見せるようになるものである。

患者が発達障碍であるか否かの診断についてはほとんど神経を使わない。

一　四一歳　女性

最初の事例は自分が発達障碍ではないかとの心配で筆者の勤める精神科クリニックに受診したものである。

精神療法過程の記載にあたっては、面接での患者の語りやその態度に対して、筆者がどのように感じ、どのようにそれを取り上げながら、治療を進めていったか、極力筆者の感じたことを交えながら解説するよう心がけた。

●主訴

コミュニケーションがうまくとれない。発達障碍ではないか。職場で空気が読めず、トラブルを起こす。自己嫌悪に陥る。（具体的には思い出せないけれど）深く考えずに発言して後悔する。仕事（医療関連の職業）ができない。言われたことだけはできるが、臨機応変に状況を判断して仕事をすることはできない。同時にいくつもの仕事をこなすことができない。家事も要領が悪い。

●家族背景、生育歴、現病歴

ＩＴ関連の会社員の夫と二人の子ども（中学一年、小学五年）がいる四人家族。父親の仕事の関係で転勤、転居が多かった。三人きょうだいの第二子で、姉と弟がいる。

父親（すでに六〇歳代後半に死亡）は、箸の持ち方から口うるさく言うほどしつけに厳しかった。仕事柄早く帰宅することが多かったが、家にいるとテレビを独占して自分の好きな番組ばかり見ていたので、子どもたちはほとんど好きな番組を見ることができなかった。怒りっぽい人だったので、誰も反抗できず、父親の前ではおとなしくしていた。

母親は父親の実家に嫁いだせいもあって辛かったらしい。母親はもともと身体が弱く、おまけに父親との関係でストレスが強く、微熱が続いて、寝込んでいることが多かった。家の中はひどく荒れていて片付けもままならない状態だった。今母親は一人で暮らしているが、今でも家の中はひどいありさまで、自分の家と同じ状態だという。両親はよくけんかをしていた記憶がある。けんかの時の両親の声を聞くのが嫌だった。だからだと思うが、今でも人から文句を言われるのが大きなストレスだという。

大人しい子どもだった。母親の話ではいつも「ひとりで遊んでいた」らしい。他児に比べてテンポがのろく、食事も一時間ほどかかっていた。幼少期から人に馬鹿にされ、いじめられていた。具体的には思い出したくない。小中学校時代、先生の話がわからず、いつも「お客様扱い」だった。短大時代にも友達から自分の考えがないと言われたことがある。

（両親との関係について尋ねると）自分自身がどんな人間かわからないので、自分のことを両親が理解してくれていたかどうかわからないとも言う。

●初診時の印象

女性としてはやや小柄で少し痩せ気味。非常に自信なげで控え目な印象を受ける。声も弱々しく、自分を表現することに対して強い戸惑いがある。「どのように表現したらよいかわからない」と言う。

話を聞いていて特に印象に残ったのは、今の状態について彼女が「美容院で洗髪してもらう時、顔に布を掛けられるのが怖い。圧迫感がある、横になるのが怖い」と語ったことである。さらには、ジェットコースターに乗った時、椅子に固定されるのが怖い。映画館ではいつも出口の近くに座る。エレベーターに乗ると、閉じ込められる怖さがあるともいう。つまり彼女には先の主訴のみならず、閉所恐怖ないしパニック障碍ともとれる病態も認められた。

これらの話から何を考えたらよいかといえば、彼女の恐怖の背後には、相手に身を委ねることへの強い恐怖心が働いているということである。ここに筆者は彼女の「甘え」をめぐる病理が示されていると思う。

彼女は「どうしたらよいか、何をしたらよいか」と筆者に答えを求めているが、筆者は彼女につぎのように助言し、今後面接を続けていくように提案した。人からこうしなさいと言われてやってみたからといってもうまくできるわけではないこと。なぜならあなた自身が何を思い、どう行動するか、自分を知らずして、誰かに何かを言われてやったとしてもそれは身に付かず、逆にさせられた体験にしかならないこと。よって、あなた自身が本当は何をどのように感じているのか、思っているのか、そのことにまずは気づくことが大切になる。そのためには一人で考えるのではなく、面接で一緒に考えてみることが必要だ。よって、今後そのようなことを目指して面接をやっていきましょうと。彼女は承諾し、通院治療が開始された。仕事の関係でしばらくは隔週一回三〇分程度の面接をすることになった。

●第２回（二週間後）

四歳下に弟がいるが、昔、母親は弟に「（おまえは）橋の下で拾ってきた子どもだ」とさかんに言っていたらしい。自分はそのように言われた記憶はないというが、彼女は幼少期のことについて具体的にほとんど何も語ることができないため、実際になかったかどうか定かではない。昔、姉は母親に反抗して、「友達のようなお母さんの方がよかった！」と面と向かって文句を言ったことがある。このように自分以外のきょうだいのことについては記憶があるが、自分のこととなると、まるっきり具体的なことは思い出せないという。話の内容からすれば、家族関係は殺伐として、家庭的な温かみが感じられない印象である。

ここで注目してほしいのは、幼少期の記憶について、弟と姉にまつわる記憶として間接的に語っていることについてである。なぜこのようなかたちで表現しているのであろうか。けっして彼女が自分のことについてだけ記憶していないからと、彼女の言を鵜呑みにしてはならないと思う。自分の体験記憶を自分から直接語ることに強い恐怖があるのではないか。このような間接的な自己表現は面接ではよく認めるものである。それほど自分を表に出すことに対するためらいがあることは理解しておく必要がある。自分の語りたいことを、誰それが言ったこととして語ることによって、自分の意思を間接的、婉曲的に表現するということは大いにあるからである。[*37]

●第3回（二週間後）

この二週間で「こころが軽くなった」感じがする。これまでこんなに話を聞いてもらったことがない。他人から意見を求められても答えられない。にもかかわらず、思ってもいないようなことがつい口から出てしまう。具体的には思い出せない。それが怖いから極力何も言わないようにしている。他人と話していて、自分のことについて何か言われると、つい相手の悪いことだけを言ってしまう。オブラートに包むようにして言うことができない。その人の良いことを言えない。

このようなことをポツポツと語るのだが、彼女の発言内容を聞いていると、彼女はどこか拗ねた態度を示している印象がある。あまのじゃくな態度と言ってもよい。つまり相手から発言を求められると何も言えないと言いつつも、その一方では密かに思っていること（彼女は思ってもないことというが）をつい（無意識に）口に出してしまっているからであるが、筆者自身も彼女の発言や態度に触れて、何も言えないと言いつつ、何か言いたげで、どこか不満気に感じられたからである。

●第４回（一週間後）

人と関わるときつい（しんどい）から、一人が楽だと思うようになった。幼少期の自分について、母親から「小さい頃（幼稚園時代）は頑固だった」と言われたことを思い出した。小学校時代、いつも二歳上の姉にくっついて遊んでいた。ある日、帰宅の門限を破って父親にひどく怒られ、家から追い出されたことがあった。姉と一緒に怒られたので、姉にくっついて行こうとしたら、「一緒に来ないで！」と言われた。私だけ外に放り出されてしまい、全身が冷たくなるほどだった。後で風呂に入ったが、その時の「（身体が）冷たかった」ことだけをよく記憶している。

小さい頃よく見た夢がある。「真っ暗で、まわりはひび割れているようなところに居て、圧迫された感じを受ける」ようなところに自分が居る……そんな夢で、怖かった記憶がある。「今までこんな話をしたことがなかったから、昔のことを思い出してみて、わからなかったことが少し明確になったような気がし

＊37　具体例としては、『あまのじゃくと精神療法』（小林、二〇一五）の事例６（十三歳女児、一三七－一四一頁）を参照。子どもが友達のこととして語ることによって、婉曲的に自分の意思を伝える例を取り上げている。

ます。自分は〈今から考えると〉辛かったんだろうなと思うようになった」と語りながら涙する。「二四歳の時、職場の研修で東京に一年間行った時、父親からたくさんの切手を手渡されたが、その時、その意味がわからなかった。今考えると、手紙を出して欲しかったんだと思う。でも当時は一つも出さなかった」という。

いい思い出も少しずつ想起されるようになってきた。

●第5回（仕事の関係で六週間後）

「自分のなかに気づかないようにしているものがあると思う」と言うまでになった。「もうこんな自分だからいいや！と思う。だからうまくゆかないのだと思う自分がいる。表面的にうまくやればいいやと思う。言い訳しているみたい」と自分で語りながら、どこか拗ねている自分に気づき始めている。内省的になり、自己理解が少しずつ深まりつつある。そんな手応えを筆者は感じ始めていた。

●第6回（二週間後）

少しばかり声に張りが出てきた。つらかったことをことばで語り始めた。

●第7回（二週間後）

待合室で座っている彼女に声をかけると、自然に笑顔が出るようになっている。〈表情が良くなったね〉と語りかけると「外に出てみようという気になった。でも運動をしようという気にはなってないけど」という。

この人は「元気になる」という言葉からすぐに「外で運動をする」ことが思い浮かび、自分はまだそこまでできていないと思い、まだダメだという自己嫌悪に陥っている。自分が少しでも良い方向に変化したこと自体を素直に喜べない。常に高いところに目標を置いてしまい、今の自分は何も（大したことは）できないという思いを抱き、自己嫌悪、自己卑下、自己評価の低下を招いている。

そんなことを考えながら聞いていると、今度は

「今の自分は完全じゃない。いつもそう思っている」

と付け加える。

「外で運動できる自分」、「完全な自分」という発言に彼女の異常なほどに高い自我理想（こうありたい、こうあらねばならないという自分の思い描く理想像）を思わせるものがある。テレビの話題を振っても「テレビは見ない」「あれもこれも一緒にやれないから」という。患者には「あれもしなければ、これもしなければ」という思いが強いのだ。本心は「欲張りではないか」と思わせるものがある。

これは「無いものねだり」の裏返しの心理ではないか。「あれもほしい、これもほしい、でも私は持っていない」と思って、文句や不平ばかり主張する子どもの姿を彷彿とさせるものがあったからである。

このとき、筆者はそのようなことを思いつつ、ここではそれを取り上げることは敢えてしなかった。時期尚早だと思ったからである。

父親に「お前は頭が固い」と言われたことがある。彼女の中には常に「～ねばならない」という自我理想

が異常なほどに強いため、自由に空想世界で自分を思い描くことができない。常に言われ続けてきた親のせりふが侵入してこころに焼き付いてしまっている。それがこのような歪んだ自我理想として内在化し、自分自身を縛っているのではないか。

その点を尋ねていくと、

「自分の中で何かが怖いんだと思います。理想があって自分はそれに近づけないから」「人と話す時に、（思ったことや感じたことを素直に）こころから話せていないところが一番つらいところだと思う。傷つきたくない」

〈なぜだと思う？〉

「うまく人間関係が築けないから、あまり他人に近寄られたくないんです。嫌なんです。でも矛盾しているんですけど、他人と仲良くなりたいんです」と吐露するのである。

ここに見て取れるのは、彼女自身の自分が傷つくことへの強い恐怖であるが、ヤマアラシジレンマ[*38]そのものであることに気づかされる。実にわかりやすい言葉で、強い「甘え」のアンビヴァレンスが彼女自身の口から語られていることに注目して欲しい。

●第8回（一週間後）

「面接を受けていて、自分の思いを口に出すことによって気づいたことがある。自分の考えが偏っていて、思い込んでいる節があることに気づいた。例えば、人間関係がうまくいかないという思いがいつも強いが、自分の苦手な人を見ると、その人の表情などを見て……」（しばらく考えて）「何と言うんですかね、自分に言い訳をして、あれこれ理由をつけて、付き合うのを止めて距離を置いている感じがします」「この一週間、こんな自分がいるんだとわかった。（前回の面接の終わりにあなたが発言したことを覚えていますか）わかりません。……」と言いつつ、筆者がカルテを見てその内容を教えると、「そんなことがあったから、この一週間ずっと考えていたんだと思います」

じつはこの時、彼女はしばらく言葉にならず、考え込んでいたが、それが苦痛ではなく、結局「わかりません」と言いつつ、自分で納得したように頷いていたのである。

筆者はそのことを取り上げてつぎのように説明した。

〈治療の初めのころは、自分で何も考えたくない、どうしてよいかわからないと言っていたのに、いまは、よくわからないながらも思い出そう、考えよう、としていますね。そしてなんとなく納得したように頷いていましたね。いろいろと考えることが苦痛ではなく、うれしそうですね。それまでは、自分で人間

＊38　ショーペンハウエルの寓話から喩えを得て、人と人の間の心理的距離のとり方をめぐる葛藤とアンビヴァレンスを表す精神分析用語で（小此木、一九九三）、ヤマアラシ同士が寒い中、互いに抱き合って温め合いたいにもかかわらず、全身の針によって互いが傷つくために抱き合えない葛藤状態を指す。

関係がうまくいかない。それがなぜなのかわからず、怖くて仕方がない。そんな漠とした不安があったのでしょうね。それでいろいろと言い訳をして付き合わねばならないとおっしゃったけれど、誰でもそうして自分を納得させて安心させようとしているんです。何も不思議なことではなく、至極当然のことなのです。でもそうしていると、どんどん人間関係が気まずくなっていきますよね。それはなぜかと言いますとね、あなたは前回「あまり人に近寄られるのは嫌だ、でも矛盾しているみたいですけど、仲良くなりたいんです」と言いましたよね。そんな気持ちがあるから、どんどん悪い方向に行っているんですね。もう人間関係なんかどうでもいいや、と投げ出して一人で生きていくことができればいいのでしょうけど、それはだれもできませんからね〉

彼女の「漠とした不安」は実存的不安と言っていいものだが、これは原初的知覚体験に近いもので、心細いゆえに、情動判断がどうしても不気味なものとして体感される。それがより一層彼女の不安を強めることにつながっている。なんとか理由を探し求めて、いろいろと口実をつくる。それは理性的な判断だが、これがまたまた「勘繰り」といってもいいものになっているため、より一層不安は強まるという悪循環に陥ったのであろう。

彼女は昨日のことを話し出した。昨日も子どもの野球チームの世話で出かけた。監督が気難しい人で、いつどんなタイミングでお茶を持って行ったらよいかわからない。グランドにいたので、コーヒーを持って行ったら、「今はグランドにいるから!」と言って嫌がられ拒否された。こんな時どうしていいかわからない。相手の思いがわからないから接し方がわからない。相手の気持ちがわかるようになりたいけど、と辛そうに話す。

筆者はまず、〈あなたは相手に対しておびえたような感情がありませんか〉と尋ねた。すると彼女はすぐに頷いた。

そこで筆者はつぎのように説明した。

〈人前ですくんでしまう。相手が怖くて怯えているからでしょう。とてもぎこちなく振る舞うのはそのためです。私も経験的によくわかりますが、相手がぎこちない態度をとっていろいろと言ってくると、相手の緊張が伝わってきて、こちらもついいらいらして、きつく当たってしまうものです。こちらもどう接して良いかぎこちなくなるから嫌なんですね。だから誰でもそんな人に対して距離をとろうとするものです。あなたにもそんなところがありませんか〉と尋ねると、

「たしかにそんなところがあります」

と即座に頷く。

〈あなたがそんな状態にあれば、相手の気持ちをわかるゆとりはありませんよね。自分のことで精一杯なんですから。ここで大切なことは、自分にはそんなところがあるんだ、人前で怯えているんだ、ということに気づくことです。気がついたら少し距離ができて、コントロールできるようになります。そうすると次第に相手が見えてきます。自分のことが見えてくると、相手の気持ちも感じ取れて、相手も見えてく

るものなのです。あなたは幼少期からずっと怯えていたのですから、ゆっくり時間をかけて自分を見ていきましょう〉

〈この人が怯えていると（ただし、表面的にはそう見せていないが）、相手はどこかとっつきにくい人だと、わからない人だと警戒的になってしまう。すると、相手もこころを開いてくれないから、相手のこころの動きもわからなくなる。当然ですね。自分の怯えが薄らいでいけば、相手の警戒心も薄らいでいくものです。すると、結果的にコミュニケーションも円滑になっていくでしょう〉

筆者は今回の面接で大切なことに気づいた。

相手のこころがわからない、人のこころが読めないなどという不安で受診する患者は少なくないが、そのことに対して、多くの患者が自分にはそんな能力障碍がある、だから発達障碍ではないかと不安になっている。

こうした発想は精神医学そのものの今日的状況と深く関係していると思う。まさにそのように診断しているからである。このような問題を関係論的にみていくと、まったく異なった観点からの発見がある。

「人のこころを読む」という問題は、個人の能力の問題ではない。自分と相手との関係が緊張や警戒心を孕むものであれば、両者ともにこころを閉ざして警戒的にならざるをえない。だから、必然的に互いに相手のこころは読めなくなる。互いのこころが開かれて、相手のこころが表に出ていれば、相手のこころも感じられやすく、必然的に相手のこころは読みやすくなる。「……な感じではないか」と自分に感じられる意識体験をもとに、推測してゆけばよいからである。

面接でこのことは極めて重要だと思う。そのためには、治療者がいかにこころを開くことができるかに尽きる。

●第９回（一週間後）

随分と表情が穏やかになっている。特に日常生活のなかで変化は取り立てていうほどのことはないが、「いろんなことがかわってきたから、気持ちが楽になった」と言う。

「これまで苦しんだことは、みんなの考えることがわからないということ、目には見えているんだけど、その状況が感じ取れていない。後で考えると、そうなんだと気づくことはできるけど、その場ではその時はわかっていない。昔、東京に職場研修に行く時、父親からたくさんの切手を受け取ったときなどはそうだ。そのときには気づかず、気をきかすことができず、あとになって、なぜその時そうしなかったのか、きづかなかった自分を責めてしまう。先日の野球の練習のときも監督にお茶を持っていくタイミングがわからず、変な時に声をかけてしまった」ことなど。

「自分は人並みな経験をしてこなかったと思う。これまで人と衝突したことがない」

〈それは自己主張したことがないということですね〉

「自分がわからないから、自分の考えがないから、自分を出せない（自己主張できない）」

自分を出して相手の感情と触れ合うことが怖い。情動を介した関わり合いの怖さがあるということである。

彼女の苦悩を聞いて、筆者はつぎのことを思いながら説明していった。

〈自分がわからないというけど、自分がわかるようになるのはなぜか考えてみましょう。自分の顔は自分では見ることができません。でも相手の顔を見ることはできます。だから自分の顔がどんなものかを知るためには、相手から自分（の顔）はどうなのか言ってもらう必要があります。そうやってもらってはじめて自分もわかります。自分がどんな人間なのか、何を考えているのか、人間生まれてこれまで常に相手から言ってもらうことによってはじめて気づくことができるようになっているのです。人間が自分のことをわかるようになるためには、自分のことをよく思って相手をしてくれて、率直に思ったことを言ってくれる人の存在が必要になります〉

〈でもそんな人の存在がこれまでなかった人は、自分のことを誰も言ってくれないからわからないんですね。さらにそんな人は、相手が自分のことをどう思ってくれるか、いつも気になって仕方なくなるんですね。「甘えたくても甘えられない」状態に置かれた子どもは親の顔をうかがうようになります。でもその時、相手が今どう思っているか、相手の今の状態を感じ取っているのではないのです。相手が自分のことをどう思っているか、機嫌がいいのかどうか、いつもそんなことを気にして接している。だから相手のいまの気持ちをきちんと感じ取っているわけではない。自分に関心を向けてくれているか、今なら自分を受け止めてくれるか、相手をしてくれるかどうか、そんなことばかりが気になってしまう。そんな不安の強い気持ちで周囲の人と関係を持っているから、相手からの関わり（働きかけ）やアプローチは怖い、侵襲的なものに映りやすいのです〉

自分を出せない、自分の欲求も要求も出せない、いわんや自己主張などまったくできない、主張すべきものもない。

このように彼女は人前で自分を出せないにもかかわらず、つい口に出てしまう。そんな一面がある。つまり、意識しないところで自分を主張しようとするところがあるということだ。そのことについて一緒に考えてみることを提案した。

具体的にどんなことか聞いてみると、わかりやすい最近の例を話してくれた。「拗ねている」態度を取るということは、そこに怒りの態度を相手は感じ取るものである。それが彼女の口から出てしまっているのである。

「信頼関係を築けていない相手に対して変なことを言ってしまうんです」

「信頼関係」という表現にも彼女の自我理想の高さを感じさせるものがある。なぜなら実際の思いは、単純に信頼があるかないかといった是々非々で簡単に片付くものではないからである。

友達と話していたとき、その人の子どもが忘れ物をよくするので、困っているんだという話になった。それを聞いていて、彼女はつい「あなたもそうよね」と言ってしまった。するとすぐに相手から「それはどういうこと⁉」と（腹を立てて）訊き返された。（相手は腹を立てていたのであろう）それに対して何も弁解せず、結局何も言えず、気まずい関係になった。申し訳ないと思う反面、自分が（反論もできず）悔しい」とも言うのである。

筆者はこの話を聞いて、すぐに「拗ねた子ども」がつい相手に向ける攻撃的な態度と同質の怒りが潜在的に働いていることを見て取った。

そのことをわかりやすいように以下のように説明した。

相手に対して何も言えない自分の中に、自分を認めてもらいたい、という欲求と、それが叶えられない怒り（欲求不満）が強く働いているのであろう。それでつい口に出てしまっている。いわば「とげのある言い方になってしまう」のであろうと。

こんなことは誰にでも少なからずあることである。

ただ、筆者が気になるのは、そのことで「悔しいという思いが生じている」ことだと伝えた。彼女が「悔しい」と感じたのは、単なる怒りとは違い、自分を認めてもらえない悔しさ、悲しみに近いものを感じ取ったからである。

彼女の苦悩の中心には、対人関係の中で具体的にどんなやりとりが行われていたか、その内実についてはよくわかっているにもかかわらず、そこで相手と自分とのあいだにどのような感情、こころの動きが働いているか、それをアクチュアルに感じとれないことがある。それについて、事後的には気づくこともあるが、それは「あとのまつり」で後悔に繋がることになる。だからこそ彼女は相手の様子を常にうかがうようにして観察しているのであろう。

ではそこで具体的にどんなことが行われているか、リアリティとしての現実はある程度把握することはできていても、双方のあいだでアクチュアルに感じ取るしか術のないものは感じ取れない。事後的にそうだったのだと指摘されればわかる。そのための苦悩である。それがまさに情動の問題である。

彼女は幼少期から不遇な生活の中で親の愛情もうまく感じ取れずに生きてきた。だから、常に親の顔色をうかがいながら生活してきたのであろう。

そのような他者の顔色をうかがう人生は、自分の思いに関心を向けることがむずかしい、と同時に相手の思いをもアクチュアルに感じ取れない。相手が自分のことに関心を向けてくれているかどうか、ただそのことだけに彼女の関心が注がれることになる。それはアクチュアルな実態把握ではない。そこでは「勘」は盛んに働くが、それはほとんど当たらないため「勘繰り」に近いものになる。「（まったく）勘が当たらない」のだ。

第10回（二週間後）

入室して挨拶の第一声を聞くと、力強さ、勢いが感じられた。笑顔もより自然になった。彼女にそのように伝えると、自分でもそんな実感があるという。「モヤモヤしたものが少しずつ晴れてきた」「今まで、なんで、なぜ、と思っていたことについても、まあいいや、と思えるようになり、考え込まなくなった」。そして「自分は（これまで）欲張りだったのかなと思う。あれもできない、これもできないという思いが強かったから」と付け加えた。

筆者は彼女の「欲張りだった」という表現が気になったので、〈それはどんなことですか〉と訊き返した。すると「『けち』という言葉がすごく嫌なんです。夫から『お前はけちや』と言われることが多くて、すごく嫌に思う」と述べた。

そこで筆者は〈『お前はけちや』と言われるのは具体的にどんなところですか〉と尋ねた。「私が生活の中になくてもいいものに対して、ついいらないというと『お前はけちだ』と言われる」。さらに具体的に訊いていくと「結婚直後に夫が両親を連れて中華料理を食べに出かけた。その時、食べきれないほどたくさん注文した。夫は残った分をみんなに配分して食べるように促す。そんな時に自分は嫌だなと思ってはいた。でも自分がなぜ嫌だと思うかまでは考えていなかった。しばらくして（数年後に）わかった（そのことに気づいた）」というのだ。

当時は嫌だなと漠と感じたままで、それ以上考えることはしなかったのは、彼女のこれまでの経験からすれば、誰かに話すことをせず（できず）、自分の中に溜め込んでいたからであろう、と説明した。

彼女が夫の「けち」という言葉にいたく反応するのは、自分の存在が否定されるように感じるからではないかと尋ねた。即座にそうだと、とても納得した様子で頷いた。じつは夫は常日頃から彼女に、あるいは子どもに「頭が悪い」「くそばば」「どけ！」「じゃま！」「働いていないくせに！」などと命令口調で罵詈雑言を浴びせる。

〈あなたは欲張りというけど、〜が欲しい、〜がしたい、あれも欲しい、これも欲しい、というのとは違うんじゃないですか〉と尋ねると、「欲を出してはいけないという感覚がある」と言うので、〈それは『無いものねだり』じゃないの〉と指摘すると、「そうだと思います」といたく納得した様子であった。そして次のような話を始めた。

昔（子ども時代）、周りの子どもに金持ちの家が多かった。そんな子どもを見ていて、いいな、羨ましいな、と思っていた。でも親にはいろいろと要求を主張することはしなかった。欲求を出してはいけないと思っていた」と述べた。そこで筆者は「『欲求』、『欲』と言うけど、具体的にどんなことかしら」と尋ねると、「お腹が空いた」と言うが、すぐに「これは頭で考えたことかな」と言い直して、「お母さんに抱っこしてもらいたい」「もっとかまって欲しかった。そんな気持ちかな」と語り出した。すると自然に涙が出始めた。それが本心だったのであろう。


今回の面接は、これまでの流れの中で彼女の中に大きな変化が起きていることを確かなものとして捉えることができたように思う。

その最大のポイントは、まず何よりも自分の変わりようを「モヤモヤしたものが次第に晴れていく感じ」と表現したことである。そして自分のこれまでを振り返り、「欲張りだったと思う」と述べたことについて、筆者がともに考えていったことにより、彼女の根っこにある問題に気づくことができたからである。

彼女が欲張りと言ったのであるが、本当は「欲を出してはいけないという感覚である」と言ったところから、それは「無いものねだり」だねと改めて筆者が言い直してあげると、彼女は頷いて納得するとともに、「出してはいけない欲」とはどんなものだったのかな、と考えてもらうと、「もっと（母親に）かまってほしかった」と語りだすとともに、涙を流し始めたからである。

自分の感情、モヤモヤした思いを次第に言葉にして表現することができ、筆者がそれを映し返すことによって、より鮮明になってきたのである。自分という感覚がしっかりしてきたためであろう、仕事をしようという気持ちが芽生えている。するとタイミングよく昔の職場から誘いの電話をもらったので、今から面接に行くという。

●第11回（一週間後）

数日前から仕事を開始した。発声もハキハキしたものになり、反応もよくなった。

「あまりくよくよせず、前向きに生きようと思えるようになった」「自分自身がよくわからなかった。そのため苦しかったが、それを知ってしまうのも怖いという感じもあった」「でも面接で自分のことを知れてよかった」〈どんなこと?〉「自分の話を聞いてもらって、自分が相手を怖がっているから相手も近づきがたいと言われたことで、そうかと気づいた」「それが人付き合いのヒントになった」「自分が人付き合いでタイミングが悪かったのは、それだと思えた」

そして最後に質問があると断って次のようなことを切り出した。

「私は人と言い争ったり、ケンカをするのが嫌なんです。人とぶつかりたくないんです。例えば、ある知人がいるんですが、その人は私のそばに来て、他の人が目の前を素通りしたら、『あの人は私のことを嫌っているんだ』と私のそばで悪口を言うのです。また遠くで数人が噂話をしていると、それを見て『悪口を言っている』と反応したりする人です。その人の話し相手をしていると嫌になるんです。だけど、無視するわけにはいかず、ついその人の機嫌を取らねばと思ってしまいます。そんなふうに思う自分が嫌になるんです」と言うのである。

本当は嫌だとはっきりしたいけど、それができずにその人の機嫌を取ろうとする。そんな自分が嫌だという。つれない態度をとると、その人は自分の子どもを仲間はずれにするなどの意地悪をする。拒否したい気持ち、でもそれはできず苦しい。

筆者はこの話を聞いて、彼女が子ども時代にアンビヴァレント（甘えたくても甘えられない状態）になった時、母親に対してどう反応していたかを彼女に尋ねた。

すると（しばし頭の中で考えて）「泣き叫ぶ」「何も言わずにこころの中に秘めて我慢する」と答えた。

彼女は相手の機嫌を取ろうとすると言っていたので、

〈母親に気に入られようとして、いい子になるんじゃないの〉と言うと、彼女はすぐに「そうです、いい子でした」と反応し、「怒られるようなことはしてはいけないと思っていました」

そしてさらに

「人付き合いで、相手から近づかれるのもいや、自分から近づくのもいや、ためらう。そうなるのが怖い。そんな感じをずっと抱いて生きてきた」

と付け加えた。

筆者は〈そうでしょう、人と感情が触れ合う、ぶつかり合うのを避けてきたからですね〉と説明して、面接を終結とした。

以上四ヶ月半の治療過程で次第に明らかになってきたのは、患者自身甘えのアンビヴァレンスとしての「あまのじゃく」の心性がいかに強かったかということである。

ここで筆者が示したかったのは、乳幼児期の対処行動が成人になった際に、面接で患者の語りのなかにいかなるかたちで具体的に現れるかということである。

この女性は幼少期、両親の前で自分の身も心も一切封印しフリーズしたようにして、極力何も感じないように、思わないように、考えないように過ごすことによって、なんとか自分の不安を最小限度に留めてきたのではないか。今風に言えば虐待（不当な扱い maltreatment）と思われる育ちを経験し、母親の助けも守りもなく、つらい思いをしていたことは間違いない。

筆者が彼女の面接で極力心がけたのはつぎのようなことであった。

彼女の見せるあらゆる言動には、彼女の思いや考え、あるいはこころが反映しているものである。黙っていても、話しづらそうにしていても、泣いていても、それ相応の心理を示しているものとして筆者は受け止め、そこに彼女のいかなるこころの動きが示されているかを感じ取り、それを彼女に感じるままに率直に言葉で投げ返すことであった。このような面接のやり方は「映し返し（ミラーリング）」というが、このことによって少しずつ彼女は自分の内面（こころ）の動きに気づき始めている。そしてそれが自己理解を深めることに繋がっていることがわかる。

二　五〇歳代　女性

つぎに提示する事例は子どもの相談で母親のみの受診例である。最近、自閉症スペクトラムの事例の母親にもアスペルガー障碍との診断がなされることをよく耳にする。筆者はそのような診断をすることはないけれども、おそらくこの事例はそのように診断されるのではないかと想像されるものである。

この事例を提示しようと考えた理由は二つある。

一つには、セカンドオピニオンを求めての一回のみの相談ではあったが、陪席者がいたことによって面接場面での様子が詳細に観察され、かつ筆者も気づかなかったようなことに陪席者が気づいてくれたことによって、より詳細に面接の流れが把握できたこと。

さらに、母親とのやりとりを通して、母親にみられた顕著なアンビヴァレンスが具体的に様々なかたちで認められた。アンビヴァレンスがどのようなかたちで現れるかを理解する上でとても参考になると考えたからである。

非言語的、情動的コミュニケーションでの観察が母親のアンビヴァレンスの捕捉にいかに重要かを知る上で貴重な面接記録である。

●来談者（以後母親）の相談内容

幼少時、自閉症（スペクトラム）と診断された長男の今後について、どうしたらよいか相談したい。今現在、ある施設に入所中だが、他の某施設に移したいとも思っているので、意見を聞きたいというセカンドオピニオンを求めての来所であった。母親のみの来所で、当事者である長男は来ていない。

子どもは二人で、二〇歳代前半の長男と下に次男がいる。夫は教育畑の仕事をしている。過去に、子どもも二人はともに幼児期に自閉症と診断されている。長男は重度の自閉症であるが、次男には知的障碍はない。次男は小学生時代、当クリニックに通っていた経歴があるが、筆者は主治医ではない。長男について、今どのようなことが大変かを尋ねると、「さかんに大声を出し、マンションの高層階から物を投げ落とすなど、目の離せない状態で、自宅にひきこもり、ほとんど外に出られない状態」だが、月の半分（二週間）は他県の入所施設に入っていて、あとの二週間は在宅で過ごしている。

以上のような概略が面接の冒頭で明らかになった。以下、面接の実際について、陪席者の記録をもとに再現してみよう。

なお、治療者（筆者）の発言は〈　〉、母親の発言は「　」で記す。ただし、傍点は筆者が付けた。面接の内容は明朝体、陪席者が感じた印象は斜体、治療者が感じたことはゴシック体で記述した。（　）内の記述は、後で筆者が説明として加筆したものである。なお事例の匿名性を考慮して、細部の変更を行ったが、事例の骨格は保つように心掛けた。面接の所要時間はおよそ一時間であった。

●面接過程

〈今日はどういったことで来られたんでしょうかね。以前にもこちらに来られていたんですよね〉

母親が以前に受診していた当時の話が母親の口から語られ始めた。当時は次男の相談が主だったため、次男のことが中心に語られるが、

〈今回の主役は？〉

と尋ねると

「上（長男）の方です」

と言って、初めて長男について語り始めた。

〈（お子さんの）お名前は〉

「○○○○（長男のフルネーム）。重度の自閉症です」

〈お年は〉

「もうすぐ二三歳になります」

〈身長と体重はわかりますか〉

「最近測ってないから正確にはわからないですけど」

〈一緒にいればおよそおわかりでしょう〉

「えっと、身長は一六五センチメートルくらいで、体重は六五キログラムくらいですかね」

この時、母親自身の口から、長男は「重度の自閉症です」という説明がなされたが、その語り口はさらっ

としていて、〝こう表現すれば伝わりやすい〟という思いで使っているように感じられた。身長と体重について治療者から尋ねられると、最近は測っていないからとためらいを見せたが、さらに尋ねると、細かい数字まで把握していたことから、母親は普段から息子に対してとても気にかけていることがうかがわれた。


〈なるほど。では今回はどういったご相談で来られたでしょうか〉

「どこから話していいのか……」

と話したいことは沢山あるが、上手くまとめられない様子である。

〈電話の内容では、施設に入れることについて相談したいということでしたが〉

と助け船を出すと、

「そうなんですけど……」

と再びためらい、しばらく間が空いた後、おもむろに現在の状況について説明し始めた。

他県にある入所施設に二週間ショートステイで過ごし、後の二週間は自宅で過ごすという生活を交互に行っている。そんな状態が二年間ほど続いているという。

〈他県の○市とは、かなり遠いですよね。どうやってその施設を知ったのですか〉

「友達が入所していて、田舎にあるから枠が空いていたので入所することができました」

ということであった。

〈二年前からそこを利用しているということですが、それより前はどうしていたんですか〉

「中学入学前までは、普通に自宅から通っていたんですけど、中学校に入る時に障碍児学級〈今でいう特別支援学級〉に入れました。そしたらそこで不適応状態になったんです」

その後、近くの児童相談所に相談に行って、今とは違う入所施設に措置されて入所した。そこで高校を卒業するまで過ごし、その後、自宅近くの施設に通所してみたが、施設側の対応に対する親の不満からまもなくやめて、今の施設での生活となったという。

〈お子さんは普段何しているのですか〉と聞くと、「朝起きなくなってしまった。引きこもっていて、不登校みたい」で、「いつも眼を開けて寝ている。昼まで起きようとしない」という。

〈今、最も困っているのは〉

「突然『わー』って大声を出す」、「マンションの高層階から物を落とす」、「水に強いこだわりがある」ことだという。水へのこだわりを具体的に尋ねると、

「飲んだり、手で遊んだり。ずっと水場にいる」、「ヘルパーさんを頼んだんですけど、うまくいかなくて」、「前回ショートステイから帰ってきた時、ベランダから物を落したんです。わざわざ鍵を開けてから窓を開けて」

〈自閉症の人たちにはよくみられる行動ですね〉

「でも最近は無かったんですよ！　昔はあったけど」

「私がそれを強く制止したから、かえってこだわったのかな」

との思いが語られる。さらに「何が原因なのですかね」「引っ越しも考えているんですけど。このような子どもが入れる施設はないし……」と語る。

母親は息子とどのように関わったらよいかわからない。でもヘルパーに頼ってもうまくいかない。環境を変えようと考えても良い場所がみつからないなど、ほとんど手詰まりな状態に陥って、限界に来ていることがうかがわれた。母親からは〝どうにかしたい〟という強い気持ちは伝わってくるものの、その一方では意外に冷静で客観的な言い方もみられ、どこかピンとこない（共通理解を得ることが難しい）印象である。

施設側の対応に対する不満を抱きやすいのか、母親の発言には批判的なものが多い。しかし、傍点で記した発言にみられるように、自分の関わりも子どものこだわりと関係しているのではないかという自責的な思いも感じられる。他者にも頼れないが、自分でもどうしたらよいかわからず、行き詰まっている状況にあることが見て取れる。

ここで特に注目したいのは、治療者の語りかけに対する母親の反応である。母親が子どものことでどのようなことに困っているか尋ねていく中で、具体的な行動面の問題が明らかになっているが、それを聞きながら治療者が〈自閉症の人たちにはよくみられる行動ですね〉と理解を示したところ、母親は「でも最近は無かったんですよ！……」と、突然強い否定的な反応を示している。この反応に治療者は強い違和感を抱いた。なぜなら、子どもの行動上の問題について話した際に治療者が共感的な応答をしているのだから、通常であれば母親は多少なりとも救われた気持ちになるか、もっと理解してほしいという態度に出てもおかしくないと思われたからである。ではなぜこのような反応を示したかといえば、そこにこの母親の対人反応の特徴が示されていると推測されるのである。

それがその後の面接過程で幾度となく繰り返されていることで、確かなものとなっている。

次男は中学時代から不登校で、高校に入ったが、今も不登校状態にある。夫はノイローゼ気味で苦しんでいる。

次男のことについてはすらすらと語られたが、夫については、あまり多くを語りたがらない。最近、通っているクリニックの主治医から、子ども二人と夫について、『みんな根っこは同じだ』と言われたことを、淋しげに語っているのが印象的であった。主治医を信頼していたがゆえに、母親は自分自身に子どもの問題を強く突きつけられた気持ちになっているのではないかと思われた。夫のことをあまり語りたがらないところから、夫との関係があまりうまくいっていない印象を受けた。

「みんな根っこは同じだ」と主治医に言われたと母親の口から聞いた時、筆者は母親の思いに「淋しさ」をさほど感じとれなかった。それよりも自分が主治医から見放された「怒り」に近い感情を感じ取っていた。なぜなら、主治医のこのような表現から、子どもの障碍は家族性のもので、父親に対しても自閉症スペクトラムではないかという思いを筆者は感じ取り、それが母親には突き放されたように感じられたのではないかと思われたからである。

〈私（筆者）のことは誰かに紹介されたんですか〉

「○○市に紹介されて」「病院も探したんだけど、大人の自閉症を診てもらえるところがないんですよね」

という。

その後治療歴として、精神科クリニックに通っていたこと、幼稚園年長の頃から水遊びが激しかったこと、幼稚園で放水して水浸しにしてしまったこともあったほどで、「靴を放り投げる」行動も見られていて、「奇異な、変わったことをする子」だと思っていたという。

療育や相談の現場を転々と変えてきたことの背景に何があるかを考えていくことがこの母親の理解に重要だと思われたので、そのことに話題を持っていった。

〈いろんな病院や施設に行かれているみたいですけど、どこもあまり長く続いていませんね〉

と言うと、

「わからないんですよ！　どうすればいいか！」「情報が入ってこないから！」

と、強く反発した答えが返ってきた。

治療者が初めて母親自身の内面について触れた場面であったが、母親は実生活でかなり追いつめられている状態であったためか、治療者の素朴な疑問に対して、過剰なほどの防衛的な反応を見せている。この母親の反応は、こちら（陪席者の方）に刺さってくるような（恐怖心さえ抱くような）鋭さを陪席者は感じた。

治療者が素朴な疑問を投げかけた時の母親の発言「わからないんですよ！　どうすればいいか！」は陪席

者に恐怖心さえ抱かせるほどの鋭いものだった。療育の場を転々と変えてきた背景にある母親の気持ちに近づこうとした治療者の接近であったのだが、それに対して驚くほどに強い防衛的な反応を示している。いかに日頃から周囲に対して警戒的な構えが強いかを想像させるものである。そこには母親の日頃の孤立した状況が見て取れる。

さらに、「情報が入ってこないから！」という反応に、母親の特徴がとてもよく表れている。なぜなら、どこかに相談に行ったり、治療を受けたりする場合、そこがどのような所なのかは、直接会ってしばらくつき合ってみないとわからないはずである。しかし、母親は情報がないからわからないと言う。情報を頼りにしてこれまでやってきたことがこのような反応によく示されている。本当に大切なことは、他者と直接会うことによって初めて得られるようなものではないかと思うが、母親はそのようなものよりも情報の方が頼りになっていたのであろうか。母親はどんな施設に行っても、どんな所に相談に行っても、理想がとても高いので、すぐに現状に対して不満を抱き、相手に対して批判的になってしまうのではないか。そんな感じを受けたのである。

再び現在の長男の様子について話を戻し、治療者が食生活などについて聞いていくと「偏食は無いけれど、作業所から帰ってくると具合が悪い」という。「行動の切り替えがわるい」、「最近は外出しづらくなったようだ」、「わかっているところなら行くけど、動きは悪い」。自分でも「行かない」などと口で言うこともあるらしい。

「○○市は入所を勧めるけれど、私としては、子どもに合った所がいいと思っている。でも、（私からみて）しっかりとやっているところが全然ない」

ときっぱりと言う。

最近では「行動療法も必要だと思う」ので、そのような実践をやっている施設に何回か見学に行き、すでにショートステイの契約もしてきた。他にも近市の入所施設も見学に行ったが、書類選考で落とされたという。母親に怒りの感情が出てきたのか、「TEACCHプログラムで環境を変えるというのは賛成ですけど、行動を規制するのはどうもイヤなんです！」

と、すでにショートステイの契約を済ませている施設に対する批判を口にし始める。

〈でも、その施設には見学に行かれたんですよね〉

と聞くと、

「見に行ったけど、場所がいや。駅からも遠いし、周りに何もなくて、経営不振になった会社のビルを買ったようなところなんです」

と、一方的な批判が出てくる。

この施設に頼りたいのか、頼りたくないのか、ひどく葛藤している印象を受ける。迷っていて、〝どちらがいいかなぁと揺れている〟状態というより、「ゼロか百か（全か無か）」というような激しさを感じた。

母親には高い理想を追い求めているところがある。障碍をもった子ども二人をひとりで抱えこんでいて、日頃大変な思いを抱き続けていることは容易に想像できるが、そういった弱音は一切口に出さないし、態度にも示さない。いろいろな所に相談に行っては理想と現実とのギャップを見て取り、結局は批判的な反応をしてしまう。自分が弱い存在であること、他者に頼りたいこと、といった今の自分の素直な気持ちを表に出せないのである。療育に対しても、子どもに合った所がないという割には、子どもに合った療育とは何かが具体的に浮かび上がってこない。母親の中に激しいまでの混乱が見て取れる。

ここで陪席者が「ゼロか百か」という激しさを感じたというのはとても的を射た指摘だと思う。現実の世界は純粋な「白」もなければ純粋な「黒」もない。限りなく白に近い灰色もあれば、黒に近い灰色もあるが、「灰色」であることに変わりはない。「白」か「黒」か、というデジタル的思考になりがちになるのは、日頃から情動の世界に対して回避的な態度を取っていることと深く関係しているからではないか。情動の世界に身を置いていれば、そこに必然的にアナログ的思考が身に付いていくものである。ここにも母親の日頃の対人関係のありようが反映しているように想像されるのである。

〈お母さんは息子さんにどう関わっていけばよいか、迷っているように思えるんですけど〉
「私としては、その子の気持ちを大切にして、可愛がってきたつもりです。自閉症とかいう以前に」
「まぁ、甘いといえば甘いんですけど」
「子どもは病気というところがあるから、行動療法も必要だと思う」

ここで治療者はこれまでの母親の思いを汲みとって、それを取り上げたが、母親は治療者の発言を自分が批判されたように感じ取っていることが「……してきたつもりです」という弁解めいた発言に見て取れる。

治療者の共感的な語りは、母親に対して心理的に接近することを示しているが、それに対して批判されたように受け止めているところに、母親の被害的な構えがよく反映されている。このような母親の批判的言辞の背景に、強い孤立感を見て取ることが重要である。もしもこのような母親に対して、治療者側が自己防衛的な反応を見せると、母親の激しい怒りを誘発してしまうことになる。

しかし、

〈これまで振り返ってみて、どんなことを大切にして関わってこられたのですか〉と尋ねると、

「うーん、特にこれといったことはないかも。しつけに関しては大雑把なんです。でも口はうるさいんですけど」

「心配性なんですよ」

「身体とか行動とかすべてが心配で」

「事故でも起こすのではないかと考えて、子どもを自分から引き離すことができなかったんです」

先の発言「行動を規制するのはどうもイヤなんです！」と、ここで述べられている実際の母親の行動との間には非常に大きな隔たりが認められる。頭では行動を規制することはいけないと思いつつも、実際には子どもの行動すべてにわたって規制しているとしか言いようのない内容だからである。

ここで治療者が夫や次男のことにも触れながら

〈それじゃ、お母さん一人で大変ですよねぇ〉
と伝えると、母親は堰を切ったように
「そうなんです！　主人はパニックを起こすし、下の子は不登校だし、まともなのは私だけなんです！（笑）」
と勢いよく話し始める。最後には力が抜けたような、安心したような表情を浮かべながら
「私はこういう性格だから何とかなっていますけれど」
それまでは背筋を伸ばし、片手を机の上に乗せ、（イライラしているような感じで）トントンと手で机を軽く叩きながら話していたが、この瞬間には、その手が移動して、膝の上に置かれ、身体の力も抜けたようにして、〝ほっ〟とした空気が面接室に流れた。ただしこの姿勢はその瞬間だけで、すぐにまたもとの姿勢に戻ってしまった。

この時、治療者は母親の身体の動きには気づいていなかったので、この陪席者の観察はとても重要な指摘で、感心させられた。いつも身構えて警戒的な態度を示している母親が治療者の共感的な働きかけに対して、一時的にでも緊張が緩んでいたことは、今後の治療の方法を考える上でとても重要な観察である。母親は身体レベルでそのような反応をしていることに気づいていない。いかにしてそのことに気づいてもらうか、それが今後の治療の重要な柱のひとつになる。

夫の母親の話となり、

「田舎の人なんだけど、よく口出しをするんです」

「学歴とかうるさい」

〈地域によってはそういうところありますよねぇ〉と言葉をかけるも、聞こえていないかのように

「息子が生まれたのは『あんたのせいよ』とまで言われたんです」

と先ほどの勢いが再び続き、ぼそりと薄ら笑いのような表情を浮かべて

「まぁ、主人のせいだったんですけどね」と言う。

〈息子さんはお母さんのことをどう思ってるんでしょうね〉と尋ねると、

「しゃべれないからわからないですよ」

〈子どもはことばをしゃべれなくても、親として接していたら少しはわかることもあるでしょう〉

「でも周りの人にも子どもの意思がわかりにくいと言われます。緊張している時でもニコニコ笑っているから」

ある時、目を離した隙に、正面からきた乳母車（誰も乗ってはいなかったが）を急に押してしまうということがあったという。そんな話が出てきたので、

〈それじゃあ、いつも子どもから目が離せないですよねぇ〉と言うと、

「そうなんです。急にそんなことをするんですよ」と、再び安心したように姿勢を緩めた。

母親は自分のことに触れた治療者の言葉に、時には拒絶反応を示すこともあるが、このように瞬間的には

ほっとしたような反応を見せているのが感じられた。

施設での様子を尋ねると、

「施設では大変とは言われていない」

「物を放ったりすることは少しみられる。大声も出すことはあるらしいけど」

母親は再び、先の契約を結んだ施設に話題を戻し、

「主治医の先生はお子さんには合うんじゃないかって言うだけ」

「先生（筆者）はどう思います」と治療者に意見を求めてくる。

〈母親の真意がまだわからない状態にあったので、それまでは曖昧に返答をしてきたが、この時点では、少しこちらの考えも伝えた方がよいだろうと判断して〉

〈個人的な意見を言えば〉

と前置きした上で、率直に施設に対する考えを伝えた。すると

「そんなにひどいんですか⁉」と驚きをみせながら、

「でも力はあるところですよね……」と擁護する。治療者はそんな母親に対し、

〈そういう力を必要としている人はいるでしょうね〉

〈でも貴方のお子さんは無理して入れなくてもいいでしょう〉と伝えると、

「理想を言えば土日は家にいて、いつもは施設がいいけれど、そんなところはなかなかないから……」

と答える。

面接の前半ではこの施設について非常に批判的なことを述べていたにもかかわらず、治療者がこの施設についてかなり問題の多い所であることを説明した途端に、今度は以前とは逆に施設側を擁護する発言をしている。治療者が施設に対して否定的な発言をしたことが、母親自身の肯定的な思いを引き出して、施設を擁護する側に立たせている。「あまのじゃく」と言ってもよい母親の対人反応だが、このような〈母親‐治療者〉関係を生み出しているもとにあるのが、母親自身の強いアンビヴァレンスであることを見て取る必要がある。

ほとんど結論も得られないまま、時間が過ぎていったので、

〈残りの時間もないので〉とこちらから伝えて、面接を振り返ることにした。

「大変な時もあるけど、大変じゃない時もある」

「○○市の通所施設が駄目になったけど、周りの者は施設に入れろと言う。どうすればいいんでしょうか」

「引っ越しも考えているんですけれど、下の子もいるし……」

と面接中に語られた悩みが再び語られ始める。

〈環境を変えるというのは年齢が進むと、どんどん難しくなるんじゃないですか?〉

「そうなんですよね。じゃあどういう方向にすればいいんですかね」

〈お母さんは家で面倒を見ながら一緒に過ごすのがよいのか、施設に入れるのがよいのか、どちらを希望されているんですか〉

「今は家とショートステイの双方でやりたいと思う。でもそれが本当にいいのかどうかわからない」

〈今ショートステイと在宅を交互にやっておられる。それがいいんじゃないですか〉

「じゃあ家ではどうすればいいんですかね」

〈それは本人を連れてこないとなんとも言えないですね〉

「実物を見ないとわからないってことですか」

〈実物見ないでこちらが何か言っても貴方も信用できないでしょ〉

「まぁそうですよね」ということで本日の面接は終了となった。

最後に母親は
「次回息子を連れてきたい」と希望を述べて帰った。


ずっと同じ話を繰り返している印象で、治療者の言葉がなかなか頭に入っていかず、自分の思いでいっぱいいっぱいになっているように感じられた。

このようなアンビヴァレンスの強い母親に対して、こちらの意見をストレートに述べたところで、それを素直に聞き入れられるような心的状態にはない。「ああいえば、こういう」という「あまのじゃく」を相手にするような負の循環が延々と繰り返されるのみである。

したがって、ここで大切なことは、そのような負の循環が生まれていることを取り上げていくことなのだが、それはいつでも可能というわけではない。この母親のように、長年にわたり、ふたりの自閉症と思われる子どもを育ててきた母親であれば、慢性的な疲労状態で、時にはうつ状態と判断した方がよい場合も少なくない。[*39]

よって、まず取りかかるべきことは、母親の心身の疲労が少しでも軽減するための方策である。それを試みながら、頃合いを見計らって、先に述べたことを取り上げていくことである。

このような試みを行う際には、筆者は必ず母子同席で行うように心掛けている。母親に望ましい変化が認められると、必ずその場で母子関係そのものに変化が起こるからである。子どもの母親に対する態度に目立った変化が起こってくるものである。それを直接取り上げることで、初めて母親は自分の問題が子どもとの関係そのものと深く関係していることに気づくことが可能になる。それは母親にとっては非常に衝撃的な体験でもあるからである。

●面接過程を振り返って

今回の面接におけるポイントについて、面接を終えた後、陪席者と以下の議論を行った。

筆　者　面接を振り返って印象に残ったことはどんなことですか。

陪席者　面接全体を通して母親のちぐはぐさが感じられます。子育てについて「大雑把」と言いながら「心配症で離せなかった」と言うところ。見学に行ったり書類を出したりと「子どもを施設に入れる」思いがうかがわれる一方で、その施設に対して批判するところ。「行動を規制するのは肌に合わない」と言いながら母親自身の心配から息子の行動をずっと目を離さずに見ていたところなどです。

筆　者　そんなところに母親のちぐはぐさが端的に表現されているように思われます。このお母さんには一貫してそういう特徴が見られますね。治療者が母親の気持ちに同情の念を示して、共感的な語りかけをした際に、どんな反応をしていたと思いますか。

陪席者　二つのパターンの反応があったように思います。治療者が母親のちぐはぐさの部分の気持ちに触れた際は、治療者が取り上げて一緒に考えようとして語りかけると、その話題から逸れて〝ばーっ〟と離れていってしまう感じがしました。ちぐはぐさがあまりないような部分に触れた際には、「そうなんです」と、明らかに身体の緊張が緩み、安堵したような反応がみられました。ただし、その安堵した状態は瞬く間に消え失せ、いつもの緊張した構えに戻ってしまいました。机の上に乗せていた手が膝の上に降り、全身の力が抜けるのですが、またすぐに元の姿勢に戻ってしまう。そんなところに、母親の反応の特徴が示されていました。

筆　者　それがとても大切なところですね。この母親との面接でもっとも注目しなければならないところはそこです。そこに母親の日頃の対人関係の特徴がよくしめされています。口先では（理念的には、理屈の上では）「子どもの気持ちを大切にしてきた」と言うものの、すぐに「本当はそうじゃなかった」と自分でそれを否定する。こういった特徴をまとめるとどうなりますか。

＊39　第４章で取り上げた強度行動障碍の事例（二一歳男性、九一頁）で筆者は母親に抗不安薬を処方したところ劇的に効果を示した。母親の対人的構えが緩み、筆者は心理的に近寄りやすくなったと感じたものである。しかし、母親は逆に心許なくなったのか、服薬に抵抗を示した。おそらく非常に強いアンビヴァレンスのため、母親は筆者に弱味（つまりは「甘え」）を出すことに強い抵抗が生じたのであろうと推測された。

陪席者　母親は息子の気持ちに対して、添いたい（「添わねばならない」と表現した方がよいのではないか：筆者注）気持ちはとても強い。しかし、実感として〝できていないからこうなってしまっている〟という思いがあるのではないでしょうか。

筆　者　「理想的な施設」という言葉に端的に示されているように、この母親の思いには理想化がとても強く認められ、〝こうあるべきだ〟という思いに強く囚われている。しかしながら、自分自身には正直な人であるため現実と理想とのギャップに悩み、苦しんでいる。実際に、治療者が母親の気持ちに寄り添おうとして、そこに焦点を当てて心理的距離を近づけると、母親はすぐに回避的な反応を見せ、話題をそらしていく。この点をどう思いますか。

陪席者　苦しんでいる現実の自分を考えなくてはいけない、意識させられるということに対する恐怖があるのではないでしょうか。

筆　者　母親は本当に困って来所しているけれども、表向きは施設入所へのセカンドオピニオンを望んでいる。治療者が母親の施設に対するネガティヴな感情を直接取り上げると、母親は感情的に反発する。本当は困っていてどうしようもない状態にあるのでしょうが、そこに治療者が（共感的態度を示して）近づいていくと逃げてしまう。自分の弱みに触れられる恐れが強い。そのために回避的反応を示すのではないでしょうか。なぜそういったことが起きると思いますか。

陪席者　母親は自分の弱さを認めきれていないのではないでしょうか。

筆　者　母親は「子どもの気持ちを大切にして」と、頭では思っているけれど、現実にはそれとはまったくといっていいほど正反対のことをしてしまっている。理想と現実（実際の行動）との間の大きなギヤップに多少なりとも気づいているのですが、それに気づくと強い自己嫌悪に陥りかねない。息子にしてみれば、そんな心理的状態にある母親には容易に近づけないでしょう。こちらが近づこうとすると、すぐに逃げて、ついにはダメ押しのように拒絶する。気持ちが触れ合うということに対する強い過敏さ（不快感といってもよいかもしれない）があるのでしょう。夫側の義母との関係も重要でしょう。義母から受けた強いプレッシャーによって、高い自我理想を掲げて子育てをせざるをえなかった状況が垣間見えます。このように母親の内面には非常に強いアンビヴァレンスが認められます。乳幼児期の甘えの問題が強く推測されます。母親自身の幼児期の問題を避けて通ることはできないでしょう。ＡＳＤと診断されてきた息子自身のアンビヴァレンスと、面接で認められた母親自身のアンビヴァレンスが、二人で直接関わり合うことによって、さらに相互にアンビヴァレンスを強め合ってしまっているのでしょう。そのため子どもは母親と直接関わるとジレンマが強まり、耐えられなくなり、衝動的な行動に走ってしまうことになるのではないでしょうか。母親は、理想は高いが「自分のせいでこうなっている」という思いもとても強くて、自分に自信もない。常に双方の間で迷い続けて揺れている。その典型的な表れとして今回の受診にみられるドクターショッピングがあるのでしょう。今回の相談の深い動機はそこにあるのではないでしょうか。母親自身はずっと以前からある特定の人との深いつながりを持つことが難しかったことが推測されるのです。理想を抱え、いつも求めるものが大きいため、すぐに不満が出て現実から離れてしまう。子どもに対してもそうなのではないでしょうか。子どもにこうしてやりたいと思いつつも、いざ関わると子どもから期待した反応が返ってこない。〝こうなってほしい、こうあってほしい〟という色眼鏡（自我理想）を通して子どもを見てしまうから、実際には子どもを自分の期待に嵌め込もうとしてきたのでしょう。母親自身の気持ちの揺れに治療者が寄りそうようにと試みた今回の面接においても、同じようなこころの動きを見てとることができます。今日の面接では肝心の息子は同伴していませんでしたが、母親のみの相談だけでもいろいろなことが明らかになってくる、そんなことを本日の相談事例で学んだように思います。

●事例の見立て

この事例は自分の子どもについて今後どうしたらよいか、どんな施設に入れたらよいか、今通っている精神科医に助言を求めているが納得できず、筆者にセカンドオピニオンを求めての相談であった。したがって、このような事例に対して多くの場合、話を聞いてそれなりの意見を述べて終わることが一般的ではないだろうか。このような相談者との面接内容そのものを深く検討して考えることは通常は行っていないであろう。肝心要の当事者自身が来所していないわけであるから、当事者自身については想像の域を超えることはできない。そんなこともあって、このような場合は、相談内容そのもの以外に検討するとしても限界があると思われているのではないかと思う。

しかし、精神科（心理）臨床においては、いわば患者（当事者）だけを診ればよいわけではなく、少なくとも親子の中での患者、家族の中での患者という視点から捉えることが求められる。

しかし、家族のみの相談においては、実際のところ現場ではどのように対処されているのであろうか。家族が語る子どもの状態を想像しながら理解して助言する程度のことで終わっているのが実態ではなかろうか。

この相談事例では、当事者自身は来所していない。当事者はＡＳＤと言われているが、具体的にどのような子どもであるのか、実際に確かめることはできないゆえ、想像の域を超えることはできない。よって、子どもについてはほとんど見立てることはできないと思われるかもしれないし、確かにその通りだともいうことができる。

しかし、ここで筆者がぜひ取り上げてみたいと思ったのは、そのような対応でよいのかという問題意識からである。相談者（以下母親）との面接を、筆者がどのようなことを感じ取りながら進めていったか、およその流れを述べてきた。ここで筆者が取り上げてみたいのは、〈子ども－母親〉関係のありようを、〈母親－面接者（筆者）〉関係を通して理解することができるのではないかということである。

そこでこの面接過程を振り返ってみた時、もっとも顕著に認められたのは、母親自身の強いアンビヴァレンスである。このアンビヴァレンスが母親自身の思考過程や面接者とのやり取りにおいて、具体的な形で露呈していることが如実に示されている。母親自身のある施設に対する批判的な思いと擁護しようとする思いが本人自身の中ではさほど葛藤することなく、面接者の対応如何によってその都度顔を出している。母親自身はその矛盾にまったくといっていいほど気づいていない。さらに面接者の共感的な対応、つまりは母親の気持ちを汲んで、その思いを取り上げていくとそのことが露呈している。面接者との関係の中で、母親の態度や思いが激しく反応して動いているのである。そのような母親の特徴は筆者のいう「あまのじゃく」そのものである。これはまさに関係の病理であることがわかるであろう。

精神療法においてとりあげられる転移現象は、患者の乳幼児期の親子間の体験が、現在の面接過程において、治療者との間でも再現されることを指すが、このことは現在の〈母－子〉関係と〈母親－面接者〉関係についても当てはまることである。ある意味では母親自身の乳幼児期の母親自身の母親との関係が、〈母親－面接者（筆者）〉関係において再現されているともいうことができるのである。

追記　本書では具体的な治療例は本章の二事例に留めた。ただ、実際の発達障碍のすそ野はすこぶる広い。筆者は『あまのじゃくと精神療法』（小林、二〇一五）において乳児期から成人期まで十二例、『発達障碍の精神療法』（小林、二〇一六）において十七例に及ぶ自験例の治療の実際について詳細に記載している。本書と併せてお読みいただければ、筆者の主張する治療論についての理解も深まるのではないかと願っている。

文献

小此木啓吾（一九九三）「山あらしジレンマ」加藤正明ら編『新版精神医学事典』弘文堂、七八四－七八五頁．
小林隆児（二〇一五）『あまのじゃくと精神療法―「甘え」理論と関係の病理―』弘文堂．
小林隆児（二〇一六）『発達障碍の精神療法―あまのじゃくと関係発達臨床―』創元社．

おわりに

昨年、筆者はライフワークである自閉症をはじめとする発達障碍臨床研究に一応ケリをつけた。確かにそのときはそのつもりであった。しかし、まもなく古くからの友人である精神科医から日本うつ病学会で発達障碍の視点からうつ病の治療を考えるシンポジウムをやらないかと誘われた。

その友人は精神科医としての研修時代ともに勉強をしてきた仲間で、気心が知れていたが、それにも増して彼の臨床実践が素晴らしく、筆者の考える発達障碍治療とあまりにも重なることにいたく感動し、二つ返事で参加することにした。

シンポジウムの反響がどの程度のものであったか、筆者はその学会には疎いのでわからなかったが、次年度にも同様の企画が計画され、昨年に続いて筆者も参加する機会を得た。

そのような経緯で知ったのは、おとなを中心に診療している精神科医の多くが、今の発達障碍ブームのなかで、何を指針にどのように考え、治療を組み立てていけばよいか、混沌とした中で暗中模索の状況にあるのだということであった。

そこで筆者はどうしても「おとなの発達障碍」について、ケリをつけたつもりの発達障碍臨床研究をもとに、これまで子どもの発達障碍についてまったく経験もない精神科医を始めとする臨床家に向けて発信しなければ、との思いを強くするようになった。

そのような経緯から本書は生まれたが、この数年筆者は「関係をみる」臨床を実践するためには、「感性」の働きがとても重要であることを痛感し、「感性教育」を試みるようになった。大学での臨床教育での試みが主であるが、それと並行して、社会人向けの講座でも多くの臨床家を前に試みるようになった。その中で痛感したのは、残念ながら親子のあいだに立ち上がるこころの動きを感じ取ることにあまりにも困難を抱く臨床家が多すぎることであり、正直唖然とした。これは精神科臨床の危機だと思った。こんな現状では、発達障碍と診断される子どもとその家族は救われないと思った。

大学の教育現場でも理性重視の姿勢が強く、その根幹をなす感性の働きがあまりにも軽視されていることに背筋の凍る思いをした。

同じようなことを考える人はいるようで、最近感性を問う入試問題が登場していることを大学の入試改革に関する会議で知った。専門知識ばかりが重用され、肝心要の感性が磨耗していくならば、人間としてのコミュニケーションはますます貧困になるばかりである。昨今医学教育ではコミュニケーション教育の重視が叫ばれているのもそのためであろう。しかし、その方法についてはこれといったものがないのが現状のようにみえる。

本書は「関係の病」としておとなの発達障碍をみていくことを論じているが、その際、ぜひとも忘れないでほしいのは、「関係の病」とする際の一方の当事者としてわれわれが存在しているという自覚である。臨床家自らの全存在をかけて患者と向き合い、自らの感性に問いかけながら、治療的関わりを持って面接に臨んでほしい。

先の友人が自身の臨床経験から得た教訓として強調していたが、治療者自身のアンビヴァレンスとも向き合うことである。それはつらいことであるが、それを通して臨床家としての成長を実感するものである。おとなの発達障碍の背景には強いアンビヴァレンスという情動不安が隠れている。それを肌で感じ取るには、治療者自身のアンビヴァレンスへの気づきが求められるからである。筆者の願いはまさにそのことに尽きる。

それゆえ、おとなの発達障碍はけっして特別な存在としてあるのではない。人間の発達を「関係」からみていくと、おのずから彼らが示すこころのもがきは、誰にでも共通してみられるようなものである。その意味で人間誰しも「発達」の「障碍」を潜在的に有しているともいえるのである。

本書は日頃子どもの精神医療に従事していない、一般精神科医をはじめとする臨床家に向けて書いた。おとなの発達障碍理解に一石を投じるものになればと念じている。

なお、本書の一部に転載の許可をいただいた日本精神神経学会にお礼申し上げる。

最後に、このたび弘文堂の外山千尋氏に編集の労をとっていただいた。氏には『あまのじゃくと精神療法』でもお世話になった。今回も丁寧な本作りをしていただいた。こころよりお礼申し上げる。

平成三〇年四月

小林隆児

小林隆児　著作一覧

単著

『自閉症の発達精神病理と治療』岩崎学術出版社，1999 年
『自閉症の関係障害臨床―母と子のあいだを治療する―』ミネルヴァ書房，2000 年
『自閉症と行動障害―関係障害臨床からの接近―』岩崎学術出版社，2001 年
『自閉症とことばの成り立ち―係発達臨床からみた原初的コミュニケーションの世界―』ミネルヴァ書房，2004 年
『よくわかる自閉症―関係発達からのアプローチ―』法研，2008 年
『自閉症のこころをみつめる―関係発達臨床からみた親子のそだち―』岩崎学術出版社，2010 年
『関係からみた発達障碍』金剛出版，2010 年
『「関係」からみる乳幼児期の自閉症スペクトラム―「甘え」のアンビヴァレンスに焦点を当てて―』ミネルヴァ書房，2014 年
『甘えたくても甘えられない―母子関係のゆくえ、発達障碍のいま―』河出書房新社，2014 年
『あまのじゃくと精神療法―「甘え」理論と関係の病理―』弘文堂，2015 年
『発達障碍の精神療法―あまのじゃくと関係発達臨床―』創元社，2016 年
『臨床力を高めるための感性教育』（研究叢書 No.42）西南学院大学学術研究所，2017 年（非売品）
『自閉症スペクトラムの症状を「関係」から読み解く―関係発達精神病理学の提唱―』ミネルヴァ書房，2017 年
『臨床家の感性を磨く―関係をみるということ―』誠信書房，2017 年

編著・共著

『自閉症の関係発達臨床』（小林隆児・鯨岡峻編）日本評論社，2005 年
『自閉症とこころの臨床―行動の「障碍」から行動による「表現」へ―』（小林隆児・原田理歩著）岩崎学術出版社，2008 年
『子どものこころを見つめて―臨床の真髄を語る―』（対談　小倉清・村田豊久、聞き手　小林隆児）遠見書房，2011 年
『「甘え」とアタッチメント―理論と臨床―』（小林隆児・遠藤利彦編）遠見書房，2012 年
『発達障害と感覚・知覚の世界』（佐藤幹夫・人間と発達を考える会編、西研・滝川一廣・小林隆児著）日本評論社，2013 年
『こころの原点を見つめて―めぐりめぐる乳幼児の記憶と精神療法―』（小倉清・小林隆児著）遠見書房，2015 年
『人間科学におけるエヴィデンスとは何か―現象学と実践をつなぐ―』（小林隆児・西研編）新曜社，2015 年
他、分担執筆など多数

著者紹介
小林　隆児（こばやし　りゅうじ）
1949年鳥取県米子市生まれ。
児童精神科医、医学博士、日本乳幼児医学・心理学会理事長。
1975年九州大学医学部卒業。福岡大学医学部精神医学教室入局後、福岡大学医学部講師、大分大学教育学部助教授、東海大学健康科学部教授、大正大学人間学部教授を経て、2012年より西南学院大学人間科学部教授、2014年より西南学院大学大学院臨床心理学専攻教授を併任。現在に至る。
クリニックおぐら（東京都世田谷区）でも診療を行う。
連絡先：ryuji@seinan-gakuin.jp

関係の病としてのおとなの発達障碍

2018（平成30）年7月30日　初版１刷発行

著　者　小 林　隆 児
発行者　鯉 渕　友 南
発行所　株式会社 弘 文 堂　101-0062　東京都千代田区神田駿河台1の7
TEL 03(3294)4801　振替 00120-6-53909
http://www.koubundou.co.jp

組　版　堀 江 制 作
装　丁　竹 田 康 紀
印　刷　三 報 社 印 刷
製　本　牧 製 本 印 刷

ISBN 978-4-335-65178-6